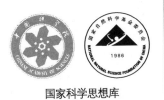

国家科学思想库

"十二五"国家重点图书出版规划项目

中国学科发展战略

再生医学研究
与转化应用

国家自然科学基金委员会
中 国 科 学 院

科学出版社
北 京

图书在版编目(CIP)数据

再生医学研究与转化应用/国家自然科学基金委员会,中国科学院编.
—北京:科学出版社,2018.1
　(中国学科发展战略)
　ISBN 978-7-03-054851-1

Ⅰ.①再⋯　Ⅱ.①国⋯ ②中⋯　Ⅲ.①细胞-再生-生物医学工程-
学科发展-发展战略-中国　Ⅳ.①R318-12

中国版本图书馆 CIP 数据核字(2017)第 255249 号

丛书策划:侯俊琳　牛　玲
责任编辑:牛　玲　张翠霞/责任校对:何艳萍
责任印制:徐晓晨 /封面设计:黄华斌　陈　敬
编辑部电话:010-64035853
E-mail:houjunlin@mail. sciencep. com

科 学 出 版 社 出版
北京东黄城根北街 16 号
邮政编码:100717
http://www.sciencep.com
北京凌奇印刷有限责任公司 印刷
科学出版社发行　各地新华书店经销
*
2018 年 1 月第 一 版　开本:720×1000 1/16
2018 年 5 月第二次印刷　印张:11 1/4
字数:200 000
定价:58.00 元
(如有印装质量问题,我社负责调换)

中国学科发展战略

联合领导小组

组　　长：陈宜瑜　张　涛

副 组 长：秦大河　姚建年

成　　员：王恩哥　朱道本　傅伯杰　李树深　杨　卫
武维华　曹效业　李　婷　苏荣辉　高瑞平
王常锐　韩　宇　郑永和　孟庆国　陈拥军
杜生明　柴育成　黎　明　秦玉文　李一军
董尔丹

联合工作组

组　　长：李　婷　郑永和

成　　员：龚　旭　孟庆峰　吴善超　李铭禄　董　超
孙　粒　苏荣辉　王振宇　钱莹洁　薛　淮
冯　霞　赵剑峰

中国学科发展战略·再生医学研究与转化应用

战略研究组

组　　长：吴祖泽

成　　员：（以姓氏笔画为序）

王立生　王松灵　卢光琇　付小兵

刘开彦　刘少君　池　慧　杨志健

吴曙霞　胡康洪　宫　锋　章静波

裴雪涛　戴一凡　戴尅戎　魏于全

瞿　佳

工　作　组

组　　长：王立生

成　　员：（以姓氏笔画为序）

王　华　邓洪新　刘大庆　汤亭亭

吴曙霞　杨月峰　郝好杰　徐存栓

崔春萍　韩卫东　靳继德

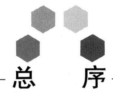

总 序

白春礼 杨 卫

17世纪的科学革命使科学从普适的自然哲学走向分科深入，如今已发展成为一幅由众多彼此独立又相互关联的学科汇就的壮丽画卷。在人类不断深化对自然认识的过程中，学科不仅仅是现代社会中科学知识的组成单元，同时也逐渐成为人类认知活动的组织分工，决定了知识生产的社会形态特征，推动和促进了科学技术和各种学术形态的蓬勃发展。从历史上看，学科的发展体现了知识生产及其传播、传承的过程，学科之间的相互交叉、融合与分化成为科学发展的重要特征。只有了解各学科演变的基本规律，完善学科布局，促进学科协调发展，才能推进科学的整体发展，形成促进前沿科学突破的科研布局和创新环境。

我国引入近代科学后几经曲折，及至上世纪初开始逐步同西方科学接轨，建立了以学科教育与学科科研互为支撑的学科体系。新中国建立后，逐步形成完整的学科体系，为国家科学技术进步和经济社会发展提供了大量优秀人才，部分学科已进入世界前列，有的学科取得了令世界瞩目的突出成就。当前，我国正处在从科学大国向科学强国转变的关键时期，经济发展新常态下要求科学技术为国家经济增长提供更强劲的动力，创新成为引领我国经济发展的新引擎。与此同时，改革开放30多年来，特别是21世纪以来，我国迅猛发展的科学事业蓄积了巨大的内能，不仅重大创新成果源源不断产生，而且一些学科正在孕育新的生长点，有可能引领世界学科发展的新方向。因此，开展学科发展战略研究是提高我国自主创新能力、实现我国科学由"跟跑者"向"并行者"和"领跑者"转变的一项基础工程，对于更好把握世界科技创新发展趋势，发挥科技创新在全面创新中的引领作用，具有重要的现实意义。

学科发展战略研究的核心是结合科学技术和经济社会的发展需求，在分析科学前沿发展趋势的基础上，寻找新的学科生长点和方向。在这个过程中，战略科学家的前瞻引领作用十分重要。科学史上这样的例子比比皆是。在 1900 年 8 月巴黎国际数学家代表大会上，德国数学家戴维·希尔伯特发表了题为"数学问题"的著名讲演，他根据过去特别是 19 世纪数学研究的成果和发展趋势，提出了 23 个最重要的数学问题，即"希尔伯特问题"。这些"问题"后来成为许多数学家力图攻克的难关，对现代数学的研究和发展产生了深刻的影响。1959 年 12 月，美国物理学家、诺贝尔奖得主理查德·费曼在加利福尼亚理工学院举行的美国物理学会年会上发表了题为"物质底层大有空间——一张进入物理新领域的请柬"的经典讲话，对后来出现的纳米技术作出了天才的预见。

学科生长点并不完全等同于科学前沿，其产生和形成不仅取决于科学前沿的成果，还决定于社会生产和科学发展的需要。1841年，佩利戈特用钾还原四氯化铀，成功地获得了金属铀，可在很长一段时间并未能发展成为学科生长点。直到 1939 年，哈恩和斯特拉斯曼发现了铀的核裂变现象后，人们认识到它有可能成为巨大的能源，这才形成了以铀为主要对象的核燃料科学的学科生长点。而基本粒子物理学作为一门理论性很强的学科，它的新生长点之所以能不断形成，不仅在于它有揭示物质的深层结构秘密的作用，而且在于其成果有助于认识宇宙的起源和演化。上述事实说明，科学在从理论到应用又从应用到理论的转化过程中，会有新的学科生长点不断地产生和形成。

不同学科交叉集成，特别是理论研究与实验科学相结合，往往也是新的学科生长点的重要来源。新的实验方法和实验手段的发明，大科学装置的建立，如离子加速器、中子反应堆、核磁共振仪等技术方法，都促进了相对独立的新学科的形成。自 20 世纪 80 年代以来，具有费曼 1959 年所预见的性能、微观表征和操纵技术的仪器——扫描隧道显微镜和原子力显微镜终于相继问世，为纳米结构的测量和操纵提供了"眼睛"和"手指"，使得人类能更进一步认识纳米世界，极大地推动了纳米技术的发展。

作为国家科学思想库，中国科学院（以下简称中科院）学部的基本职责和优势是为国家科学选择和优化布局重大科学技术发展方向提供科学依据、发挥学术引领作用，国家自然科学基金委员会（以下简称基金委）则承担着协调学科发展、夯实学科基础、促进学科交叉、加强学科建设的重大责任。继基金委和中科院于2012年成功地联合发布"未来10年中国学科发展战略研究"报告之后，双方签署了共同开展学科发展战略研究的长期合作协议，通过联合开展学科发展战略研究的长效机制，共建共享国家科学思想库的研究咨询能力，切实担当起服务国家科学领域决策咨询的核心作用。

基金委和中科院共同组织的学科发展战略研究既分析相关学科领域的发展趋势与应用前景，又提出与学科发展相关的人才队伍布局、环境条件建设、资助机制创新等方面的政策建议，还针对某一类学科发展所面临的共性政策问题，开展专题学科战略与政策研究。自2012年开始，平均每年部署10项左右学科发展战略研究项目，其中既有传统学科中的新生长点或交叉学科，如物理学中的软凝聚态物理、化学中的能源化学、生物学中生命组学等，也有面向具有重大应用背景的新兴战略研究领域，如再生医学、冰冻圈科学、高功率、高光束质量半导体激光发展战略研究等，还有以具体学科为例开展的关于依托重大科学设施与平台发展的学科政策研究。

学科发展战略研究工作沿袭了由中科院院士牵头的方式，并凝聚相关领域专家学者共同开展研究。他们秉承"知行合一"的理念，将深刻的洞察力和严谨的工作作风结合起来，潜心研究，求真唯实，"知之真切笃实处即是行，行之明觉精察处即是知"。他们精益求精，"止于至善"，"皆当至于至善之地而不迁"，力求尽善尽美，以获取最大的集体智慧。他们在中国基础研究从与发达国家"总量并行"到"贡献并行"再到"源头并行"的升级发展过程中，脚踏实地，拾级而上，纵观全局，极目迥望。他们站在巨人肩上，立于科学前沿，为中国乃至世界的学科发展指出可能的生长点和新方向。

各学科发展战略研究组从学科的科学意义与战略价值、发展规律和研究特点、发展现状与发展态势、未来5～10年学科发展的关键科学问题、发展思路、发展目标和重要研究方向、学科发展的有效资助机制与政策建议等方面进行分析阐述。既强调学科生长点的科学意义，也考虑其重要的社会价值；既着眼于学科生长点的前沿性，也兼顾其可能利用的资源和条件；既立足于国内的现状，又注重基础研究的国际化趋势；既肯定已取得的成绩，又不回避发展中面临的困难和问题。主要研究成果以"国家自然科学基金委员会——中国科学院学科发展战略"丛书的形式，纳入"国家科学思想库——学术引领系列"陆续出版。

基金委和中科院在学科发展战略研究方面的合作是一项长期的任务。在报告付梓之际，我们衷心地感谢为学科发展战略研究付出心血的院士、专家，还要感谢在咨询、审读和支撑方面做出贡献的同志，也要感谢科学出版社在编辑出版工作中付出的辛苦劳动，更要感谢基金委和中科院学科发展战略研究联合工作组各位成员的辛勤工作。我们诚挚希望更多的院士、专家能够加入到学科发展战略研究的行列中来，搭建我国科技规划和科技政策咨询平台，为推动促进我国学科均衡、协调、可持续发展发挥更大的积极作用。

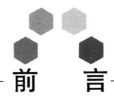

前　言

人类生老病死是一个自然规律。但是，疾病往往是从个别器官的损伤开始，然后扩展到多器官的病变，导致多器官的衰竭。如果在发病早期，或者在少数器官病变的情况下，及时加以修复再生，或者更新替换，那么病情就可以逆转或改善，患者的生活质量可以提高，生命就可以延续。

2007 年 10 月，中国科学院启动了"中国至 2050 年重要领域科学发展路线图"的研究。经过一年多的调研，2009 年 6 月出版了《中国至 2050 年人口健康科技发展路线图》，其中有一段重要论述：人类疾病中还有很多疾病没有找到根治办法，因此，人们期待着新一轮的医疗技术革命。基于干细胞的修复与再生能力的再生医学，有望成为继药物治疗、手术治疗后的第三种疾病治疗途径，前途广阔。

再生医学主要是对人体已经发生病变的组织、器官采用替换或再造的医疗策略，治疗目前尚无根治办法的先天性遗传缺陷疾病与后天获得的退行性疾病，如创伤、心血管病、糖尿病、阿尔茨海默病、衰老等。基于干细胞的修复与再生能力的再生医学，致力于促进机体自我修复与再生，以改善和恢复损伤组织和器官的功能。

随着干细胞研究的不断深入，以及基因工程、组织工程、材料科学的发展，再生医学的内涵在不断扩大，它包括基因治疗、组织工程产品应用、细胞组织器官移植，以及组织器官缺损的再生与生理性修复机理研究等。再生医学汇集了生命科学及转化医学等诸多学科前沿的成就，是 21 世纪医疗技术创新中具有重要科学意义和重大实际应用前景的一门新兴学科。

根据中国科学院生命科学和医学学部关于学科发展战略研究的要求,本课题组启动了对再生医学学科发展战略的研究。课题组先后于 2012 年、2013 年、2015 年在济南、青岛和巢湖召开了"再生医学学科发展战略论坛",集中检阅和总结了战略研究组专家与课题组的调研成果。课题组还对国内外文献进行了系统的调研,并利用科学计量、专利分析、专家咨询等方法把握学科发展的脉络。参加课题研究的专家以再生医学发展历史和现状为依据,从全球科技发展视野和我国战略需求出发,提出了对再生医学战略发展布局和重点发展方向的意见及优先发展项目的建议;同时,关注了与其他学科交叉的重要科学问题,并提出了政策保障机制和相关建议。笔者相信在调研和分析基础上撰写的此书,将对我国再生医学事业的持续、协调发展起到有益的参考作用。

科学在发展,技术在进步,对再生医学的认识及它对人类健康的贡献,将无比美妙并日臻完善!

吴祖泽

2016 年 6 月

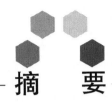

摘　要

进入 21 世纪，各种慢性疾病（如心血管疾病、糖尿病等）、癌症、老年退行性疾病等的发病率逐年上升，各种创伤因素导致的器官损伤也日渐增多。目前，对慢性重大疾病和创伤导致的器官受损或功能衰竭尚缺乏有效的治疗手段，这严重影响了患者的生活质量，导致了沉重的经济负担乃至威胁到患者生命，并引发了一系列的社会问题。再生医学作为现代临床医学的一种崭新治疗模式，成为继药物、手术治疗之后的另一种疾病治疗手段，并备受国际生物学和医学界的关注，再生医学的发展有望为解决以上问题带来曙光。

再生医学是一门研究如何促进组织、器官创伤或缺损的生理性修复，以及如何进行组织、器官再生与功能重建的学科，研究内容涉及组织工程、细胞与分子生物学、发育生物学、材料学、生物力学及计算机科学等诸多领域。

再生医学的前沿性与现代医学研究手段和理念的结合将推动医学科学迅速达到一个前所未有的高度。随着生物科技的迅猛发展，再生医学将在第六次科技革命中成为核心与引领的支柱学科。全球发达国家的政府部门均非常重视再生医学研究，美国、英国、日本等都从国家战略的角度对再生医学发展进行了顶层设计，大力推动再生医学的发展。美国建立了多元化的资本投入体系，国家、地方政府、企业与资本市场形成了良性的发展环境；英国发布了"英国干细胞计划"（UK Stem Cell Initiative）以推动再生医学研究；日本形成了各级参与的"举国体制"，以推动日本的重编程干细胞研究。

当前，干细胞与再生医学正处于重大科学技术革命性突破的前夕。

再生医学从其发端就引起全球各界的关注和争议。其发展不仅是科学问题，也是人类需要面对的文化和伦理问题。随着诱导性多能干细胞（induced pluripotent stem cell，iPS 细胞）的发展，伦理问题也有所转机。由于再生医学是一个覆盖基础科学与临床治疗、多学科交叉融合的领域，因此需要基于顶层设计，建立系统转化与整合的机制。

随着再生医学领域的快速发展，其内涵不断扩大。再生医学目前涵盖基因、细胞、组织、器官，从微观到宏观不同层次的修复与再造，主要包括基因治疗、干细胞、组织工程、器官移植等技术领域。从基因层次而言，基因治疗是以改变人的遗传物质为基础的生物医学治疗手段，直接通过基因水平的操作和介入来干预疾病的发生、发展。与现有的其他治疗方法和策略相比，其优势在于可直接利用在分子水平对疾病的病因和发病机理的新发现、新认识及分子生物学领域的新技术，有针对性地修复甚至置换致病基因，或纠正基因表达调控异常。CRISPR（clustered regularly interspaced short palindromic repeats）等基因精确编辑技术为基因治疗遗传性疾病奠定了基础。全球基因治疗领域研究呈现稳定发展趋势，该领域技术已趋于成熟，目前的研究焦点主要集中于基因治疗临床安全性等方面。美国、中国、德国为基因治疗领域研究论文发表数量较为领先的国家，中国位于第二名，仅次于美国。但从发文质量上看，我国与美国仍存在较大差距。美国研究机构整体实力较强，产出较多的研究机构多为综合性大学和政府研究机构，如加利福尼亚大学系统、哈佛大学、美国国立卫生研究院（NIH）、宾夕法尼亚大学、约翰·霍普金斯大学、美国国家癌症研究所等。从专利申请数量来看，全球基因治疗领域专利申请整体呈快速下降趋势，2000～2001年申请量有明显增加，之后有所波动，整体呈下降趋势，显示该领域技术已经进入成熟期，新申请的专利数逐渐减少。我国基因治疗领域专利申请量变化不大，整体较为稳定。全球正在进行的基因治疗研究大多处于临床试验阶段，其中Ⅰ期临床试验有 974 项，Ⅱ期为 1223 项，Ⅲ期为 283 项，Ⅳ期为 232 项。由于基因治疗研究处于医学研究的前沿，临床试验终点疗效有多种不可控因素，因此大量产品走向临床应用还有一段距离。在研临床研究治疗靶向 400 余种疾病，其中肿瘤、心血管疾病、糖尿病、单基因疾病等领域研究较多。在我国基因治疗研究领域中，中国科学院和四川大学研究实力最强，其他主要研究机构有上海交通大学、复旦大学、中国医学科学院等。2004 年，我国深圳赛百诺基因技术有限公司研发的"今又生"（重组腺病毒-p53 抗癌注射液，Gendicine）成为世界上首个获准上市的基因治疗药物。2012 年，欧盟批准西方首个基因治疗药物 Glybera 上市，该药用于治疗一种极其罕见的遗传性疾病——脂蛋白酯酶缺乏症（LPLD），成为全球基因治疗产业化发展的里程碑。2015 年，美国食品药品监督管理局（FDA）批准安进公司 T-Vec 上市，T-Vec 是一种经过基因修饰的用于治疗黑色素瘤的溶瘤病毒类基因治疗药物。2016 年，欧洲药品管理局（EMEA）批准了英国葛兰素史克公司和意大利科学家联合开发的首个用于治疗儿童免疫疾病的基因治疗药物 Strimvelis。这些药物的上市标志着基因治疗已经从临床试验阶段进入临床应用阶段。目前基因治疗的对象已从最初的单基因遗传病扩展到恶性肿瘤、心血管疾病、感染性疾病等人类重大疾病。

　　干细胞是一类具有自我更新能力、在特定的条件下可以分化成不同类型功能细胞的原始细胞。20 世纪初，科学家提出"干细胞"概念。1963 年，加拿大的欧内斯特·麦卡洛克（Ernest A. McCulloch）等首次通过实验证实小鼠骨髓中存在可以重建整个造血系统的原始细胞（即造血干细胞）。1981 年，小鼠胚胎干细胞（ES 细胞）系和胚胎生殖细胞（EG 细胞）系建系成功，这是再生医学理论诞生的标志。英国科学家马丁·伊文斯（Martin Evans）的这项突破性研究成果直接导致了基因敲除技术的产生，他也因此于 2007 年与马里奥·卡佩奇（Mario Capecchi）、奥利弗·史密西斯（Oliver Smithies）分享了诺贝尔生理学或医学奖。1998 年，美国科学家成功培养出世界上第一株人类胚胎干细胞系。胚胎干细胞可以定向诱导分化为各种组织类型细胞并用于构建组织和器官，达到替代和修复损伤组织器官的目的。2006 年，日本京都大学的山中伸弥教授通过转染 4 个转录因子基因使小鼠皮肤细胞重编程转化为 iPS 细胞。iPS 细胞的产生克服了胚胎干细胞研究所面临的伦理问题，丰富了细胞逆分化和谱系转化的理论。山中伸弥因这一突破性研究成果获得了 2012 年诺贝尔生理学或医学奖。根据细胞来源，可将干细胞分为胚胎干细胞（ES 细胞）、成体干细胞（AS 细胞）和 iPS 细胞。目前，由胚胎干细胞分化来的细胞产品已进入临床试验；部分成体干细胞作为细胞药品已经上市；而细胞重编程技术将改变经典的干细胞获取模式，开辟了干细胞的新来源。文献数据表明，全球 iPS 细胞自 2006 年后快速发展。胚胎干细胞研究自 2000 年之后发展较快，但近年发展速度不如 iPS 细胞研究迅猛；成体干细胞研究一直呈现稳定发展趋势。从文献角度看，美国干细胞研究领域实力最强，2000～2014 年美国发表干细胞相关论文 8 万多篇，位居世界第一，遥遥领先于其他国家，其次是德国、中国和日本。干细胞研究较为领先的机构为哈佛大学、斯坦福大学、华盛顿大学、宾夕法尼亚大学、加利福尼亚大学系统、东京大学等。在全球干细胞发表论文量 Top 10 机构中，有 7 个是美国的大学。具体而言，在 iPS 细胞、胚胎干细胞和成体干细胞领域，加利福尼亚大学系统论文发表数量均为第一，其次为哈佛大学、美国国立卫生研究院、东京大学等机构。中国科学院在干细胞领域也成绩显著，特别是在 iPS 细胞和胚胎干细胞领域。从专利分析来看，全球干细胞专利申请量呈上升趋势，在 2010 年专利申请量达到峰值。美国专利申请量位居世界第一，其他依次是欧盟、中国、澳大利亚、韩国、加拿大等国家或地区。美国加利福尼亚大学系统专利申请量为第一，其次是美国杰龙生物医药公司、日本京都大学等机构。浙江大学申请量位于我国第一，其他依次是协和干细胞基因工程有限公司、中国人民解放军军事医学科学院野战输血研究所、中国人民解放军第二军医大学等机构。资助干细胞领域研究最多的机构是美国国立卫生研究院，资助金额约占全球资助总额的一半，中国国家自然科学基金排第二位，其他主要资助机构还包括美国国家科学基金会（NSF）、欧盟、美国心脏病学会、德国科学基金会、美国国立癌症研究所、日本文部科学省。目前，大量干细胞研究还主要集中于临床前期，临床试验较多的国家或地区主要是美国、欧盟、加拿大等，我国的临床研究也日渐增多。干细胞研究的主要科学问题集中在干细胞的调控与定向分化、免疫原性，以及其应用的安全性等。

组织工程是应用生命科学与工程学的原理与技术，研究、开发用于修复、维护、促进人体各种组织或器官损伤后的功能和形态的生物替代物的一门新兴工程学科。其基本原理和方法是将体外培养扩增的正常组织细胞接种于一种具有优良生物相容性并可被机体降解吸收的生物材料上形成复合物，然后将细胞-生物材料复合物植入人体组织、器官的病损部位。在作为细胞生长支架的生物材料逐渐被机体降解吸收的同时，细胞不断增殖、分化，形成形态和功能方面与相应组织、器官一致的新的组织，从而达到修复创伤和重建功能的目的。与传统的自体或异体组织、器官移植相比，该技术克服了"以创伤修复创伤"、供体来源不足等缺陷，从根本上解决组织、器官缺损的修复和功能重建等问题。世界各国对组织工程基础研究，尤其是心肌修复、骨组织修复等重要脏器修复及产品等方面，给予了充分的重视，部分国家成立了规模较大的组织工程研究中心和尖端医疗中心，为组织工程应用研究、医药产品的临床试验及医疗设备研制奠定了基础。在组织工程领域，美国、中国、德国研究实力较强。美国研究机构整体实力较强，产出较多的研究机构多为综合性大学，如哈佛大学、密歇根大学、加利福尼亚大学系统、麻省理工学院等。我国组织工程领域研究实力较为分散，中国科学院处于较为靠前的位置。中国与美国组织工程的专利申请数量最多。我国国内组织工程专利主要申请机构有浙江大学、东华大学、清华大学、四川大学、天津大学、中国人民解放军第四军医大学、暨南大学、中国人民解放军第二军医大学、武汉大学、中国人民解放军第三军医大学等。世界组织工程临床研究目前主要集中于种子细胞、生物材料、构建组织和器官的方法和技术及组织工程的临床应用，从分布来看，主要是美国、中国、加拿大等国家。目前，应用组织工程技术构建骨、软骨、表皮、角膜、神经等相对单一组织已较成熟，但组织工程化器官的研究仍无突破性进展，其主要原因在于器官结构和功能的复杂性。器官中含有不同的细胞，将不同的种子细胞严格按照正常的解剖结构在生物材料上有序排列与组装，并在组织形成过程中维持这种有序结构的难度极大，现有的技术手段尚无法解决，这是组织工程面临的巨大挑战。组织工程面临的另一个挑战在于产生血管化组织。组织的血管化可用于恢复组织血流供应，满足构建带有血液供应的人工组织需要，从而适应临床上具有一定厚度的复杂组织修复需求。

我国的再生医学研究处于世界前列，基础研究和临床转化研究都取得了重要的进展，部分领域处于国际先进或领先水平。这是由于再生医学是一个相对较新的研究领域，我国和其他国家有着相近的起跑线。我国在干细胞和组织工程领域已取得了一些有国际影响的成就。此外，我国没有西方国家宗教伦理等方面的不利影响，因此发展再生医学有着特殊的优势。未来，我国再生医学的发展需要在学科交叉、基础理论研究、临床研发应用与转化方面加大力度，在干细胞、组织工程、基因治疗、细胞治疗等领域促进我国再生医学的整体能力提升。主要发展方向包括：①注重学科交叉融合，奠定再生医学发展的基石。②加强基础理论研究。基础理论创新与突破将是再生医学发展的根本。③聚焦生物医学技术突破及应用，如iPS细胞技术、3D打印技术、CRISPR等技术将大力推进再生医学发展。④加强再生医学产品研发，建立相关的产品规范、标准及审批流程。⑤推进再生医学产品和技术的临床转化。充分利用我国病种资源丰富和患者数量巨大的特点，推进再生医学转化的整体发展。⑥关注传统中医药技术及产品在再生医学中的应用，发展中国特色的再生医学治疗策略。

具体发展建议如下。

1. 干细胞领域

干细胞研究领域，未来规划将以增强我国干细胞及转化研究的核心竞争力为目标，针对影响我国人口健康的重大疾病，围绕干细胞及转化应用的重大基础科学问题和瓶颈性关键技术进行战略性资源储备和前沿布局；重点进行干细胞多能性调控和干性维持机制研究，针对细胞重编程机制研究，发展更加安全高效的重编程干细胞诱导技术，发展谱系转化重编程技术，建立高效简捷的功能细胞诱导平台；建立干细胞规模化培养、向特定谱系定向分化和转分化获得特定功能细胞的技术体系；针对中国人群，建立具有代表性的干细胞相关的样本库及疾病资源库；制定干细胞系的质量控制标准，包括终端细胞产品检测规范和致瘤安全系数等技术性评价指标，细胞稳定性检测，以及产品均一性和毒性检测等指标。研究建立细胞体外规模化、自动化扩增的成熟技术工艺和生产线；建立包括非人灵长类模型在内的人类疾病动物模型，并应用动物模型开展干细胞移植的安全性、有效性的长期评价。研发干细胞治疗方法，获得能够调控干细胞增殖、分化和功能的关键技术，推动干细胞在神经、肝、血液、肾、生殖等系统的转化应用。建立针对重大疾病的干细胞技术和产品的质量控制标准及行业规范，保障临床转化的规范有序进行。完善国家干细胞转化医学体系，在有效监管和合理规范运行的基础上力争使干细胞及再生医学研究领域获得突破，推动我国成体干细胞研发与临床转化的健康发展。推动干细胞与相关学科的交叉与合作。利用多学科、多技术交叉合作的关键技术和资源平台，建立多个具有一定规模的高水平研究、生产和应用基地，形成我国干细胞与再生医学工程研究开发技术体系。加强干细胞管理规范与标准建设，建立比较完善的干细胞及再生医学的法规和法律体系，技术规范和指导原则、伦理规范等方面配套完善。建立干细胞药物筛选平台，研究干细胞诱导分化的细胞，如心脏、肝和神经等是否具有有效筛选普遍毒性的能力；建立干细胞向肝细胞、心肌细胞和神经细胞分化的技术平台。推进干细胞制剂治疗各类疾病的临床试验研究。

2. 组织工程领域

组织工程领域，重点进行种子细胞来源及规模化生产、工程化种子细胞系的建立、种子细胞的批量培养及组织工程化组织的大规模体外构建，个性化、能够模拟出体内环境的生物反应器的研发，iPS 细胞作为组织工程种子细胞的诱导分化及安全性评价，细胞体外培养与应力的关系等。重点开展针对膀胱、气管、食管、小肠等空腔脏器，以及结构和功能更为复杂的肝、肾、胰腺等实质脏器的组织工程材料研究。组织工程材料研究包括：植入体内的材料对全身各个组织、器官的全面生理影响；降解材料产物在体内的吸收代谢过程；组织工程支架材料对细胞组织或器官基因调控及信息传递等的影响。重点开展针对重大疾病的组织工程研究，对心脏、血液、神经、肝、胰腺、肾开展诱导体系的优化。关注促进各种细胞功能成熟的调控机制，了解相应器官的基质细胞如何构建合适的微环境并在功能细胞的分化和成熟过程中发挥作用。研究控制肝、胰腺和肾等重要器官三维结构形成的关键信号，不同细胞成分和基质成分对器官形成和发育的影响，以及组织工程材料在体外器官构建中的作用。利用干细胞体内外分化特性，结合智能生物材料、组织工程、胚胎工程，实现神经、肝脏、肾脏、生殖系统等组织或器官再造。

3. 基因治疗领域

基因治疗领域，加强基因治疗的靶向性关键技术研究，重点开发基因的靶向导入和靶向表达调控关键技术，包括靶向的阳离子脂质体、阳离子多聚物研究，重组病毒载体的靶向性改造等关键技术研究，进一步提高基因治疗的疗效，降低毒副作用。加强基因治疗临床给药关键技术研究，特别是基因治疗的静脉、全身给药系统研究，推动肿瘤、心血管疾病基因治疗的临床试验应用步伐。加强成果转化，加强对基因治疗产品的中试生产关键技术研究，重点是建立重组腺相关病毒（AAV）、重组疱疹病毒、重组痘病毒、重组质粒 DNA、阳离子脂质体等的中试生产工艺及相关的质量控制研究，推动相关产品的研发和产业化步伐。加强基因治疗产品的重点研发基地及临床转化平台的建设，在我国建立几个国家级、大型、综合性的基因治疗产品研究、临床转化及人才培养基地，加快我国基因治疗的临床应用速度，增强我国基因治疗的国际竞争力。

目前，我国对再生医学的支持力度仍显不足，再生医学领域发展存在相关的政策法规滞后，资金投入力度较小，缺乏有效的风险投资机制，上、下游技术发展不协调，整个产业转化能力较差等多方面的问题。因此，我国应该在全局的基础上进行整体布局，鼓励和宽容创新，建立多元化的研究资助机制。在再生医学的政策机制方面，不仅需要加强研究队伍建设和法规建设，创造激励创新的研究环境，还需要完善和健全产业链体系。

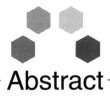

Abstract

Entering the 21st century, the morbidity of chronic diseases such as cardiovascular diseases and diabetes, cancers and degenerative diseases, is rising year by year. Meanwhile, the incidence of organ damage caused by various injuries is also increasing. Currently, there are limited effective options for treatment of trauma-induced organ damage or failure, which seriously affects life quality of patients and results in heavy financial burden and even life-threatening, causing a series of social problems. The development of regenerative medicine is expected to bring novel approaches to solve these problems. As a new therapeutic mode of modern clinical medicine, regenerative medicine will become another treatment model against diseases, besides the drugs and surgical treatment, which has been concerned by international biology and medical professions.

Regenerative medicine aims to promote the repair of injured tissue and organ, and the restoration of their functions by regenerative strategies. It is composed of multiple research areas such as tissue engineering, cell and molecular biology, developmental biology, material sciences, biomechanics, computer sciences, etc.

The integration of cutting-edge of regenerative medicine with the means and concept of modern medicine will promote medical sciences to reach an unprecedented height. With the rapid development of biotechnology, regenerative medicine will be one of the core and leader subjects in the sixth scientific and technological revolution. Governments of developed countries attach great importance to regenerative medicine worldwide. In the United States, Britain, Japan and other countries, the development of regenerative medicine is top-level designed and vigorously promoted from the perspective of national strategies. The United States has established a wide range of capital investment system which is composed of the states, local governments, business and capital markets, and forms a healthy development environment for regenerative medicine. The UK has put forward plans of stem cell research and strategies to promote regenerative medicine. Japan has formed the "Whole National System" to promote reprogramming stem cell research. Currently stem cells and regenerative medicine are ready to achieve a major revolutionary breakthrough in science and technology.

The origin of regenerative medicine has attracted concerns and controversies of global community. It is not only a matter of science, but also a cultural and ethical issue that human beings have to face. Stem cell research had been faced with greater ethical challenges in western countries, while less in eastern. The development of induced pluripotent stem cells may overcome the ethical obstacles. Regenerative medicine also requires translation and integration system because it is an interdisciplinary fusion field of basic sciences and clinical medicine.

With the rapid development, the meaning of regenerative medicine is increasing, including the repair and regeneration from microcosmic to macroscopic, from genes, cells and tissues to organs, referring to the technology of gene therapy, stem cells, tissue engineering, organ transplantation, etc. Gene therapy is a biomedical treatment to intervene the occurrence, development and progress of diseases by modulating patients' genetic materials. The advantage of gene therapy, compared with the other existing treatments and therapeutic strategies, is directly to repair, correct or even replace the pathogenic genes and abnormal gene expression by using new molecular technologies and novel discoveries of disease etiology and pathogenesis at the molecular level. CRISPR and other gene precise editing techniques have laid the foundation for the gene therapy of genetic diseases. The research on the field of gene therapy is developing stably worldwide and the novel technologies as well as their clinical safety have been focused currently. The United States, China and Germany are the leading countries in this field. China ranked the second based on the publications in this field, even had a big gap with the United States. The overall strength of research institutions in the United States is stronger. The productive institutes are from the comprehensive universities and government research institutes, such as University of California, Harvard University, the United States National Institutes of Health (NIH), University of Pennsylvania, Johns Hopkins University, America's National Cancer Institute, and so on. Currently global patent applications in the gene therapy field showed a rapid downward trend. The peak of patent application was reached during 2000 to 2001. In China, the number of patent application in gene therapy is relatively stable. Global gene therapy studies are mostly in the pre-clinical stage, 974 in phase I, 1223 in phase II, 283 in phase III and 232 in phase IV. Gene therapy is currently the frontier field of medicine whose clinical trial endpoints are influenced with various uncontrollable factors. Thus, there is a long way for gene therapy from basic research to clinical application.

At present, the clinical trials of gene therapy for treatment of more than 400 kinds of diseases, including tumors, cardiovascular diseases, diabetes, single gene diseases etc. are underway. In China, Chinese Academy of Sciences and Sichuan University are the most competitive institutions in the field of gene therapy. Other central institutions are Shanghai Jiao Tong University, Fudan University, Chinese Academy of Medical Sciences, etc. In 2004, Gendicine, the first gene therapy product worldwide developed by China's Shenzhen SiBiono Gene Technology Co., Ltd. was approved into market in China. In 2012, the European Commission granted marketing authorization for gene therapy drug Glybera as a treatment for adult patients diagnosed with familial lipoprotein lipase deficiency. They are milestones of the global gene therapy industry. In 2015, the US FDA granted marketing authorization for T-Vec of Amgen Corporation. T-Vec is a kind of gene therapy drug which genetically modifies oncolytic virus for the treatment of melanoma. In 2016, the European Commission Drug Administration approved gene therapy drug Strimvelis, which was jointly developed by the British GlaxoSmithKline and Italian scientists, for the treatment of children with immune disease. This marked the switch that gene therapy has entered the clinical application from the clinical trial stage. Currently the objects of gene therapy have been expanded from the initial single gene into malignant tumors, cardiovascular diseases, infectious diseases and others.

Stem cells are a class of primitive cells that have the ability to self renew and differentiate into various types of functional cells under specific conditions. At the beginning of the 20th century, scientists had proposed "stem cell" concept. However, until 1963, Ernest A. McCulloch, a Canadian scientist, proved the existence of mouse hematopoietic stem cell which exist in the bone marrow with the ability to reconstruct the entire hematopoietic system of mice. In 1981, mouse embryonic stem cell and embryonic germ cell lines are successfully established. This breakthrough research by British scientist Martin Evans led directly to generation of the gene knockout technology, and is considered as the landmark of the birth of regenerative medicine. Evans won the Nobel Prize because of his contribution in mouse embryonic stem cells in 2007, with Mario Capecchi and Oliver Smithies. In 1998, American scientists successfully developed the first human embryonic stem cell line in the world. The embryonic stem cells can be induced to differentiate into various tissue types, to construct the injured tissues and organs, and to achieve the purpose of repair or replacement of damaged tissues and organs. In 2006, Shinya Yamanaka from Japan Kyoto University reprogrammed the mouse skin cells into iPS cells by the transfection of four transcription factor genes. The success of iPS cells overcame the ethical limitation of embryonic stem cells, enriched the theory of retro-differentiation and lineage transformation. This breakthrough was awarded Nobel Prize in 2012. Stem cells are divided into embryonic stem cells, adult stem cells and iPS cells according to their sources. At present, the cell products derived from embryonic stem cells are entering clinical trials. Several adult stem cell products have been approved into clinical application as cellular drugs. And cell reprogramming technology has changed the classic stem cell acquisition mode, and become a new source of stem cells. The increasing literature data show a rapid development of global research of iPS stem cells since 2006. The development speed of iPS stem cell research is even higher than that of embryonic stem cell research which developed rapidly since 2000. The research and development of adult stem cells have shown a steady development trend. United States is the most developed country in stem cell research. In recent 15 years, American researchers have published over 80, 000 papers related to stem cell research and ranked No. 1 in the world, followed by Germany, China and Japan. The leading institutes of stem cell research include Harvard University, Stanford University, University of

Washington, University of Pennsylvania, University of California, University of Tokyo, etc. Seven of the Top 10 institutes ranked in stem cell publications are from universities in the USA. For detail, the publications of University of California ranked No. 1 in the field of iPS cells, embryonic stem cells and adult stem cells, followed by Harvard University, the United States National Institutes of Health and the University of Tokyo. Chinese Academy of Sciences also made remarkable progress in the stem cell research field, especially iPS stem cells and embryonic stem cells. The numbers of stem cell related patents were also increased quickly worldwide, and reached a peak in 2010. America ranked No. 1 in the patent application worldwide, followed by European Union, China, Australia, Korea and Canada. University of California also ranked No. 1 in the stem cell related patent application, followed by the Geron Corporation and Kyoto University, etc. In China, Zhejiang University ranked No. 1 in the stem cell patent application, followed by Union Stemcell and Gene Engineering Co. Ltd, Institute of Transfusion Medicine, Academy of Military Medical Sciences, and the Second Military Medical University, etc. The United States National Institutes of Health funded maximum intensity in stem cell research, accounting for half of the global fund, National Natural Science Foundation of China funded the second, and other major funding agencies include National Science Foundation (NSF), the European Union (EU), the American College of Cardiology, Germany Science Foundation, the U. S. National Cancer Institute, and Japanese Ministry of Education. Currently, most of stem cell research is at the pre-clinical stage. Clinical trials of stem cells are underway mainly in the United States, European Union, and Canada. The registration of clinical research in China is also increasing rapidly. The scientific problems of stem cells mainly focused on their regulation and differentiation, safety and immunogenicity.

Tissue engineering is an emerging engineering discipline, which applies principles and technology of life sciences and engineering to develop biological substitutes of various human tissues or organs. And then, these products will be used for repairing, maintaining and promoting the function and morphology of injured tissues or organs. The fundamental principles and methods are to construct a complex that adsorbed the normal tissue cells on biological materials. After being transplanted into the injury sites, the biomaterial scaffold supports cell proliferation and differentiation, and formation of new tissues similar with corresponding original tissues or organs, especially in morphology and function. Importantly, these materials will be gradually degraded and absorbed by the body. Compared to traditional autologous or allogenic tissue or organ transplantation, engineered tissues overcome the obstacles, such as "wounds healing wounds" and lack of donors, and will be promising approaches for repairing and functional reconstruction of injury tissues and organs. Most countries in the world have concentrated on basic researches of tissue engineering, especially in the development of products for repairing important organs, such as heart and bones. Some countries have established large scale research centers and cutting-edge medical centers, which laid foundation for translational medicine of tissue engineering, clinical trials of pharmaceutical products, and the development of medical equipments. In the field of tissue engineering, the United States, China and Germany are the top leaders worldwide in the basic research and product development. In the United States, the most productive institutes in tissue engineering are from comprehensive universities. These productive institutions include Harvard University, the University of Michigan, the University of California and Massachusetts Institute of Technology. In China, high level research teams of tissue engineering are much more dispersed, and Chinese Academy of Sciences is the most competitive institute. China and the United States applied the largest number of patents in tissue engineering. In China, tissue engineering related patients were mainly applied by Zhejiang University, Donghua University, Tsinghua University, Sichuan University, Tianjin University, the Fourth Military Medical University, Jinan University, the Second Military Medical University, Wuhan University and the Third Military Medical University. Currently, the clinical application of tissue engineering focuses on seed cells, biomaterials, techniques on construction of tissues and organs, and clinical applications of tissue engineering. From the view of geographical distribution, most of clinical trials are conducted in the United States, China, Canada and other countries. At present, effective and stable technologies and methods have been set up to build bones, cartilage, skin, cornea, nerves and other single organization successfully by tissue engineering. However, there are still no breakthroughs in generating engineered organs, mainly due to the complexity of the organ structures and functions. Organs are composed of various types of cells, which should be arranged and assembled on the biological materials in strict accordance with the normal anatomy. However, it is great difficult to emulate their structures and functions by current technologies. Another enormous challenge is to generate vascularization, which could provide blood supply in engineered tissues.

Regenerative medicine in China, both the basic research and clinical application, has made important progress and is in the forefront of the world. China has made some achievements in the fields of stem cells and tissue engineering. In addition, China has special advantages in the development of regenerative medicine without the adverse effects from religion and ethics. In the future, the development of regenerative medicine in China will focus on interdisciplines, basic theory research, clinical applications and translational medicine. It will be promoted greatly in the overall capacity of regeneration medicine and in the field of stem cells, tissue engineering, gene therapy, cell therapy, etc. The major development directions of regenerative medicine in China are: (1) To emphasize interdisciplinary integration and lay the foundation for development of regenerative medicine. (2) To strengthen basic research for theory innovation and technology breakthroughs which are fundamental for regenerative medicine. (3) To focus on breakthroughs and applications of biomedical technology, such as iPS cells, 3D printing, CRISPR, which vigorously promote the development of regenerative medicine. (4) To develop the products of regenerative medicine and establish a system for production quality control, standards and approval processes. (5) To speed up the clinical translation of regenerative medicine products and technologies by taking advantages of disease diversity and the huge number of patients in China. (6) To develop regenerative medicine with Chinese characteristics by the application of techniques and products of Chinese traditional medicine.

1) In the Field of Stem Cells

In the field of stem cells, future plans aim to enhance the core competitiveness of the basic and translational research in our country, in view of the serious diseases affecting the health of populations, around major basic scientific problems and key technologies of the translation and application of stem cells in strategic resource reserves and the layout of the frontiers. It is important to study the mechanisms that pluripotent stem cells maintain their stemness; To develop the reprogram and direct transformation techniques to produce iPS cells more effectively; To construct a high effective, simple and convenient platform for functional cell induction; It is also required to establish the system to produce specific functional cells by large scale culture and differentiation or trans-differentiation induction; To establish cell banks for stem cells and tissue samples from patients; To formulate quality control standards of stem cells, including the inspection criteria for ultimate cell products and evaluation methods for cell tumorigenicity, stability, homogenicity and toxicity. It is urgent to study and establish the technologies and platform for automatic cell expansion in scale-up. To develop human disease models including nonhuman primate models to investigate the long term safety and effectiveness of stem cell implantation; To develop the stem cell therapeutics and the key technologies to regulate the proliferation, differentiation and functions of stem cells, so as to speed up the translation and application of stem cells in the field of nerve, liver, blood, kidney regeneration and so on. It is strong requested to enact quality control and industrial standards of stem cell technologies and production for major diseases to ensure the normal and orderly conduct of clinical translation. To optimize national translational medicine systems for making a breakthrough in the field of stem cells and regenerative medicine; To promote the healthy development of adult stem cell research and clinical application under the effective management and reasonable regulation in China. To promote the interdisciplinary integration of stem cells with related subjects. It is prospective to establish several centers with certain scales for stem cell research, production and application, and to form a research and application technology system of regenerative medicine. It is suggested to enforce the management and improvement of cell standard and to enact the more practical supports for stem cells and regenerative medicine, such as law and regulation, technology standard and instruction, ethical standard, etc. To establish the technology platform for embryonic stem cell differentiation and drug scanning based on stem cell derived functional cells, such as myocardial cells, hepatocytes and neurons for evaluating general toxicity. To establish the technology platform of stem cells differentiating to hepatocyte, myocardial cell, nerocyte, etc., to promote the clinical research of stem cells in the treatment of diseases.

2) In the Field of Tissue Engineering

In the field of tissue engineering, it is emphasized to study the sources of seed cells and large scale production, including establishing seed cell lines, large scale expansion of seed cells, and large scale construction of engineered organs in vitro; To develop bioreactor imitating the microenvironments in vivo; To evaluate the differentiation ability of iPS cells, used as seed cells of tissue engineering; To clarify the relationship between cell culture and stress force in vitro; and so on. The most important investigations focus on developing engineered viscus organs with structure and function, such as bladder, trachea, esophagus, intestine etc., and more complex parenchyma organs, such as liver, kidney, pancreas, etc. It is suggested to study the detail physiological effects of engineering materials on each tissue and organ; To investigate the metabolism and absorption of degraded products from biological materials; To clarify the gene regulation and signal transmission induced by biomaterial scaffold. In tissue engineering for major diseases, it is also recommended to optimize the system for inducing engineered organs, such as heart, blood, nerve, liver, pancreas and kidney. Moreover, much more attention should be paid on the regulatory mechanisms of cell development, and formation of microenvironments by mesenchymal cells to support the differentiation and maturation of functional cells. It is further suggested to study the pivotal signal pathways controlling the three-dimensional structure formation of important organs, and to investigate the effects of cells and matrices on organ formation and development. Ultimately, it will realize the regeneration of tissues and organs, such as nerve, liver, kidney and reproductive system by cooperating stem cells with biomaterials, tissue and embryo engineering.

3）*In the Field of Gene Therapy*

In the field of gene therapy, it is suggested to develop targeting strategies for gene therapy, including targeting vectors, gene expression, gene delivery systems such as lipofactamins, cationic polymer, and modification of recombinant viral vectors. These targeting strategies will improve the efficacy of gene therapy with reduced side effects. It is suggested to enhance the development of the clinical delivery system for gene therapy drugs, especially intravenous and systemic administration. It needs to be speeded up that clinical trials and applications of gene therapy in cancer and cardiovascular diseases. We will focus on developing the translational medicine of gene therapy, and developing the key technologies for gene therapy products in pilot scale. It is needed to establish the pilot production processes and related quality controls of recombinant AAV, recombinant herpes virus, recombinant poxvirus, recombinant plasmid DNA, lipofactamine, etc., and to promote industrialization of related products; Overall, construction of research and development bases for gene therapy products and clinical translational platform, including several national, large-scale, comprehensive centers for product development, clinical translation, and technical training, will accelerate the speed of clinical application of gene therapy and enhance the international competitiveness of gene therapy.

Currently, the national financial support for regenerative medicine is still insufficient. There are several obstacles in the development of regenerative medicine, such as the delay of related policies and regulations, the low amount of capital investment, the lack of risk investment, the discordance of the upstream and downstream technology, the poor translational capacity of the whole industry, and so on. Therefore, China should establish an overall layout on the basis of whole situation, encourage innovation, and establish a diversified research funding mechanisms. In terms of policy system of regenerative medicine, not only should we strengthen the construction and regulation of our research teams, create an environment encouraging innovative research, but also improve the whole industrial chain of regeneration medicine.

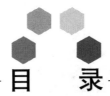

目　录

第一章
再生医学的科学意义与战略价值

　　20世纪是生命科学和医学飞速发展的一百年。DNA双螺旋结构的发现、聚合酶链反应等分子生物学技术的日新月异、干细胞生物学的兴起及人类基因组测序计划的完成等，使人类开始从分子水平上重新认识生命现象的本质，并促进了医学诊疗新技术的发展。众多新医疗技术的应用，使人类认识和保护自身的能力有了长足的进步，平均寿命逐年增长。进入21世纪，新的问题接踵而至，各种慢性疾病（如心血管病、糖尿病）、癌症、退行性疾病等的发病率逐年上升，各种创伤因素导致的器官损伤也日渐增多。目前，对疾病和创伤导致的器官受损或功能衰竭尚缺乏有效的治疗手段，严重影响了患者的生活质量，导致了沉重的经济负担乃至威胁到生命，引发了一系列的社会问题。近年来，随着干细胞培养技术和生物材料科学的发展，再生医学成为国际生物学和医学界备受关注的研究领域，成为继药物治疗、手术治疗之后的第三种疾病治疗途径。再生医学的发展有望为解决以上问题带来曙光。

第一节　再生医学将成为第六次科技革命的核心

　　科技与文明的交汇及相互推动贯穿在人类的发展史中，全球至今已发生了五次科学革命。第一次科学革命发生在16～17世纪，其标志就是新物理学的诞生，表现为哥白尼学说、伽利略学说、牛顿力学等学说的建立，近代科学由此诞生。第二次科学革命是在18世纪中后期，建立了热力学卡诺理论、能量守恒定律，其标志表现为蒸汽机、纺织机、工作母机的发明，带动了第一次产业革命（即机械革命）。第三次科学革命是在 19 世纪中后期，建立了电磁波理论，标志就是内燃机与电力革命，表现为发电机、内燃机、电信技术的产生，同时人类的生存空间获得极大扩展。第四次科学革命是在 19 世纪中后期至 20 世纪中叶，其标志是进化论、相对论、量子论、DNA 双螺旋等理论的诞生，不仅标志着现代科学的开端也是第二次科学革命。第五次科学革命是信息革命，在 20 世纪中后期，产生了冯·诺依曼理论、图灵理论，以电子计算机的发明、信息网络为标志，表现为电子技术、计算机、半导体、自动化乃至信息网络的产生。

科技竞争能力决定了全球各国的地位与发展速度。通过五次科学革命，英国、美国等发达国家奠定了科技强国的地位（表 1-1）。英国于 17～20 世纪引领了第一、第二、第四次科学革命，抓住了第一、第二、第三、第五次科学革命的机遇，成为世界强国，其曾为最发达的国家之一，现为发达国家；德国在英国之后，于 19～20 世纪引领了第三、第四次科学革命，抓住了第二、第三、第四、第五次科学革命的机遇，曾经为最发达的国家之一，现为发达国家；美国于 19～20 世纪引领了第三、第四、第五次科学革命，抓住了第二、第三、第四、第五次科学革命的机遇，成为世界强国，也是当代最发达的国家；日本在 19 世纪中后期至 20 世纪抓住了第三、第四、第五次科学革命的机遇，成为发达国家；芬兰和爱尔兰也同样抓住了第五次科学革命的机遇，成为发达国家。

表 1-1　六次科学革命及其意义

科技革命	主要内容	主导国家	意义
第一次科学革命	新物理学诞生	英国	为未来的机械革命等奠定了理论基础
第二次科学革命	蒸汽机、纺织机	英国	工厂大生产方式为特征的工业革命
第三次科学革命	发电机、内燃机、电信技术	德国、美国	拓展了新兴市场
第四次科学革命	现代科学的开端	英国、美国	推动了 20 世纪绝大部分的科技文明
第五次科学革命	信息革命	美国	经济全球化，知识进入了爆炸时代
第六次科学革命	物质科学、生命科学等学科及其交叉领域	—	再生、仿生、创生开创人类生活新纪元

据预测，人类将在 2020 年之后进入第六次科学革命。从人类文明和世界现代化的角度看，第六次科学革命将是一次"新生物学和再生革命"，将提供

提高人类生活质量和满足精神生活需要的最新科技；它将是生命科学、信息科技和纳米科技的交叉融合，将是科学革命、技术革命和产业革命的交叉融合。从技术角度看，可能是一次"创生和再生革命"，涉及五项关键技术。从产业角度看，可能是一次"仿生和再生革命"，是一次"生物经济革命"。再生医学在第六次科学革命中将成为核心与引领的支柱学科之一。

第二节　再生医学是解决人口健康问题的必然选择

再生医学在我国具有重要的战略地位。一方面是由于再生医学是解决人口健康问题的根本医学技术，我国社会经济的可持续发展是以人民的健康与幸福为支撑的，"以人为本"是科学发展观的核心。人口健康直接影响国家的经济发展和社会进步，是构建和谐社会和可持续发展的重要保障和基础。另一方面，随着医学的发展，大部分疾病通过早期诊断和治疗可以得到良好的控制。但是，治疗由于出生缺陷或因病变受伤而造成的器官损伤或者坏死，成为越来越难以满足的医疗需求，也给世界各国带来沉重的负担。组织和器官移植是治疗上述疾病的根本措施，但面临可移植器官供不应求的窘境（表1-2）。

表1-2　疾病治疗需求与再生医学技术

疾病健康挑战	再生医学需求	治疗技术
出生缺陷	基因缺陷、器官发育异常，需要矫正	基因治疗、器官移植
老龄化	器官与功能老化，需要替代	基因治疗、细胞治疗、器官移植
慢性疾病	器官功能与结构异常，需要修复或替代	基因治疗、组织工程、细胞治疗、器官移植
损伤	组织、器官缺损，需要修复或替代	组织工程、器官移植

我国是人口大国，每年需再生医学手段治疗的疾病涉及上亿人，包括平时的创烧伤，交通事故及自然灾害等造成的各种损伤，脊髓损伤导致截瘫、器官移植、肿瘤切除、阿尔茨海默病造成的组织器官损伤及缺失，慢性疾病终末期的器官失能等（图1-1，表1-3）。因此，我国在人口健康领域面临多重巨大挑战。一是出生缺陷与人口老龄化将成为影响我国经济社会可持续发展的重大问题。我国出生缺陷发生率为4‰，并以每年超过50万人的速度增长，给家庭和社会带来沉重负担。人口老龄化相关的组织器官衰老、慢性病发病率显著上升。二是疾病谱发生改变，慢性病、代谢性疾病已成为人类健

康的主要威胁。这类重大慢性疾病都是多基因复杂性疾病，目前的医学技术还不能根治，只能通过药物缓解，而长期服药也会对身体造成损伤。三是我国是世界第一人口大国，因创伤、疾病、遗传和衰老造成的组织、器官缺损或功能障碍位居世界各国之首。目前我国每年需住院治疗的烧伤患者达 120 万例，需肝移植患者 30 万例以上，需肾移植患者 150 万例以上。组织器官的缺损和功能障碍给人类带来了巨大的痛苦，也给国家、社会和患者带来了巨大的负担，随着人类寿命的延长，供体不足的情况将更加严重。人体器官移植远不能满足临床的巨大需要，人们期待着新一轮医疗技术革命的到来。再生医学的发展对于我国解决健康难题，保障社会经济的顺利发展具有重要的战略意义。

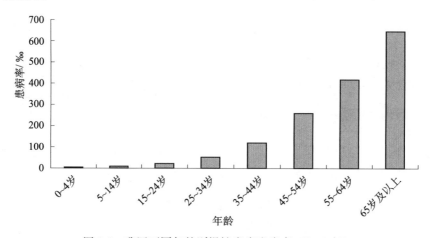

图 1-1　我国不同年龄别慢性疾病患病率（2008 年）

资料来源：国家卫生和计划生育委员会，《中国卫生统计年鉴 2013》

表 1-3　我国部分慢性病患病率（2008 年）

疾病	患病率/‰	患病总人数/人
恶性肿瘤	2.0	2 656 040
糖尿病	10.7	14 209 814
血液、造血器官疾病	2.0	2 656 040
神经系统疾病	4.2	5 577 684
循环系统疾病	85.5	113 545 710
心脏病	17.6	23 373 152
高血压	54.9	72 908 298
呼吸系统疾病	14.7	19 521 894
老年性慢性支气管炎	6.9	9 163 338

续表

疾病	患病率/‰	患病总人数/人
肝硬化	1.2	1 593 624
肌肉、骨骼结缔组织	31.0	41 168 620
类风湿关节炎	10.2	13 545 804
先天异常	0.4	531 208
损伤和中毒	1.4	1 859 228

资料来源：国家卫生和计划生育委员会，《中国卫生统计年鉴2013》。

第三节　再生医学是我国科技创新战略的重要支柱

一、生命科学是我国科技创新的引领力量

习近平同志视察中国科学院时指出："科学技术是世界性的、时代性的，发展科学技术必须具有全球视野、把握时代脉搏。当今世界，一些重要的科学问题和关键核心技术已经呈现出革命性突破的先兆。我们必须树立雄心、奋起直追，推动我国科技事业加快发展。"[1] 我国国家竞争优势的取得需要加强新兴前沿交叉领域部署，再生医学是前沿交叉的重要引领力量。目前信息科学和技术发展方兴未艾，依然是经济持续增长的主导力量；生命科学和生物技术迅猛发展，将为改善和提高人类生活质量发挥关键作用；而未来生命与信息科学的交叉发展将是推动人类社会发展的最重要科技力量。我国实施创新驱动发展战略，最根本的是要增强科技前沿自主创新能力。再生医学的发展，将拉动一系列相关前沿科学技术的创新发展。

二、再生医学是生命科学发展的前沿与主要方向

再生医学是引领生命科学发展的前沿，面向重大疾病与健康需求，结合了前沿技术交叉融合，对我国的科技创新具有重大战略意义（图1-2）。在再生医学研究领域，我国处于全球领先水平。我国的再生医学起步较早，在基础研究、产品研发、临床转化及再生医学转化基地的建设等方面，都取得了

---

① 李学仁. 习近平考察中科院：把创新驱动发展战略落到实处. 人民日报，2013 - 07 - 18，01 版.

长足的进步，有些领域已经在国际上产生了比较大的影响，提升了我国再生医学领域的国际地位。《国家中长期科学和技术发展规划纲要（2006—2020年）》等重要规划对干细胞研究及相关的细胞治疗作了重要战略部署。国家重点基础研究发展计划（973计划）、国家高技术研究发展计划（863计划）、国家重大科学研究计划、国家科技支撑计划、国家自然科学基金、中国科学院战略先导专项等科技规划和项目，对干细胞的基础研究、关键技术和资源平台建设给予了大力支持，取得了一批标志性成果。中国科学院《中国至2050年人口健康科技发展路线图》和中国工程院《中国工程科技中长期发展战略研究》等科技规划都把再生医学列为重大研究方向。根据《国家中长期科学和技术发展规划纲要（2006—2020年）》部署，科技部2006年以来组织实施了六个重大科学计划，其中两项（干细胞、发育与生殖）属于再生医学领域，计划实施将持续至2020年。2011年我国成立了国家干细胞研究指导协调委员会，2012年科技部制定了《干细胞研究国家重大科学研究计划"十二五"专项规划》，2015年科技部发布了《国家重点研发计划干细胞与转化医学重点专项实施方案》，并且于2016年启动"干细胞及转化研究"重点专项项目。

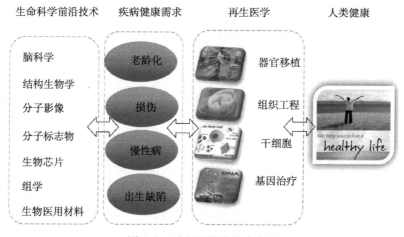

图1-2　再生医学的战略意义

三、我国再生医学创新处于国际领先水平

目前，我国干细胞领域的论文数量排名国际第2位，一批研究机构进入了国际研究机构前20位，其中中国科学院排名国际研究机构的第4位；我国申请并获得了一批国家专利和国际专利，专利数量已经排名国际第3位，国

际专利授权排名第 6 位。我国已经在干细胞领域建立了良好的基础研究和转化平台，培养和引进了高水平的干细胞研究梯队，初步具有国家层面的统筹协调和政策规范方面的保障，并依托这些基础在一些干细胞领域取得了世界领先的研究成果，为我国干细胞研究的进一步发展奠定了坚实的基础。

我国在动物克隆、治疗性克隆、人胚胎干细胞、诱导性多能干细胞（iPS 细胞）、成体干细胞可塑性、干细胞建库、新型生物材料、三维组织构建等领域取得了较好进展，获得了一批拥有自主知识产权的技术、专利、产品和标准。例如，2009 年采用 iPS 细胞成功培育小鼠，首次验证了 iPS 细胞的全能性。多项治疗性干细胞产品已获得国家食品药品监督管理局（SFDA）的临床试验批文，正在进行 Ⅰ/Ⅱ 期临床试验。目前，我国已经形成了一批具有国际水准的干细胞科研队伍。在 2014 年度国家科学技术奖中，两项干细胞研究成果——"哺乳动物多能性干细胞的建立与调控机制研究"和"成体干细胞救治放射损伤新技术的建立与应用"，分别荣获国家自然科学奖二等奖和国家科学技术进步奖一等奖。

第四节　发达国家政府视再生医学为国家战略

1999 年以来，干细胞与再生医学研究迅猛发展，11 次入选《科学》（Science）杂志十大世界科技进展，国际普遍认为干细胞与再生医学正处于重大科学技术革命性突破的前夜。干细胞体细胞重编程研究（由山中伸弥和约翰·格登完成）获得了 2012 年的诺贝尔生理学或医学奖，再生医学被认为是人类认识自己、完善自己、探索自身细胞与组织奥秘、实现长寿与永生梦想的重要路径，为人类健康、社会经济发展打开了一扇新的窗户，因此发达国家政府将再生医学的发展视为国家战略并进行支持。

各国政府纷纷出台重磅政策和发展战略规划支持再生医学研究。2009 年美国政府宣布解除对用联邦政府资金支持胚胎干细胞研究的限制，2010 年首例人类胚胎干细胞治疗在美国进入临床试验。日本由于在 iPS 细胞领域的突破，也一跃成为该领域的先导。各国政府和企业均已在此领域投入巨资，建立了大量干细胞和再生医学研究机构。许多著名大学都拥有专门的干细胞和再生医学研究部门，如美国的哈佛大学、耶鲁大学，英国的剑桥大学、牛津大学，日本的京都大学等均成立了再生医学或干细胞研究中心。

一、美国大力支持再生医学研究

奥巴马总统在任时期，美国政府希望把创新战略作为促进经济增长的工具，企业也意识到再生医学需要国家战略支持以维持投资和新产品的开发，并期望把再生医学打造成美国增长最快的创新行业之一。美国再生医学联盟起草的一份战略报告受到企业的大力支持，该报告的内容包括：保持监管再生医学的有关机构和政策的协调；促进社会的投资；增加联邦基金对再生医学研究的投入并促进公私机构的合作；提前预测评估和批准程序等。再生医学联盟还计划提供一个战略架构，以保证《2010 再生医学促进提案》（*Regenerative Medicine Promotion Act of 2010*）等立法提案的实现。美国联邦政府的再生医学基金由美国国立卫生研究院的再生医学研究中心进行管理。美国国家科学院在深入研究了干细胞与再生医学的前景后，建议美国国会加大对干细胞与再生医学的投入。作为世界上最大的资助生物医学研究机构的美国国立卫生研究院也专门设立了再生医学行动计划，启动了相关研究计划，并有著名专家呼吁，美国国立卫生研究院应设立专门的干细胞和再生医学评审组。

美国还加大州管经费对再生医学研究的资助力度，加利福尼亚州政府于 2004 年 11 月依据《第 71 号提案》（即《加州干细胞研究和治疗法案》）投资建立了加利福尼亚州再生医学研究所（California Institute for Regenerative Medicine，CIRM）。加利福尼亚州再生医学研究所是非营利的研究机构，管理干细胞研究基金，目前已设立 434 项研究和培训基金，经费总计达到 10 亿美元，这使得该研究所成为全球最大的干细胞研究资助机构。此外，还有大量风险投资和企业资金用于再生医学研究，据统计 1995～2007 年约有 11 亿美元投资，大多投向成体干细胞的研发。各大药物研发公司也组建了再生医学研究部门。目前已经有 7 项成体干细胞产品上市，组织工程产品也逐渐形成规模，将成为医药产业的重要组成部分。

二、英国出台再生医学战略

长期以来，英国政府一直非常重视再生医学研究，在伦理学、法规、政府资金支持等多方面支持干细胞和再生医学研究。英国在该领域具有雄厚的研究基础，并颁布了英国干细胞计划，出台了新的再生医学战略。

1. 拥有良好的再生医学研究网络

英国凭借其强大的干细胞及发育生物学研究基础，成为在世界干细胞研究领域领先的国家之一。

不同于美国，英国较早就允许开展胚胎干细胞研究。2001年1月，英国在经过了包括科学界、宗教界、企业界、政界等人士以及普通公众参与的长达3年的争论后，第一个将克隆研究合法化。允许科学家培养克隆胚胎以进行干细胞研究，并将这一研究定性为"治疗性克隆"。科学家可将废弃的胚胎用于干细胞和相关研究，也可通过试管内受精技术培养研究用胚胎。2002年，伦敦大学国王学院干细胞生物学实验室主任斯蒂芬·明格的研究小组成功建立了英国第一个人体胚胎干细胞系。2008年10月，英国国会下议院以355票对129票的压倒性多数票通过《人工授精与胚胎学法案》，这一法案的通过有利于英国奠定干细胞研究和无性繁殖领域的优势地位。

英国政府一贯支持干细胞研究。2004年成立了世界第一家政府性干细胞库，包括两个"存储"人类胚胎干细胞的分支机构。它们分别是英国伦敦大学的国王学院和纽卡斯尔的生命研究中心。2005年3月，时任英国首相布莱尔宣布在3年内向包括干细胞研究在内的生物技术领域投资10亿英镑（约合19.2亿美元），以维持英国在国际生物技术界的优势地位。此后，政府规划建立了一个全国性的干细胞研究网络；英国医学研究理事会（Medical Research Council，MRC）和美国加利福尼亚州再生医学研究所宣布支持交叉学科和干细胞研究的国际合作。

英国成功创建了英格兰东部地区干细胞网络，以加强该地区干细胞研究相关的学术、临床与商业机构的协作，促进干细胞研究的创新及其应用，并使该地区成为未来干细胞产业发展的领导区域。该地区拥有剑桥干细胞研究所和英国干细胞银行等著名机构，以及从事发育生物学、实验胚胎学、临床转化、干细胞技术伦理学和管理实践等多种研究背景的专家，是公认的干细胞研究集中区。英国在推动干细胞临床治疗上起着领导作用，如视网膜修复以及在模式动物中实现了失明治疗。除了国内发展外，英国还积极与美国加利福尼亚州和加拿大的大学等开展合作。

2. 发布干细胞计划与战略推动再生医学研究

2005年11月，英国发布了《英国干细胞倡议：报告和建议》，制定了一项对干细胞研究、治疗与相关技术发展的10年战略。根据该报告，英国将巩固其擅长的干细胞研究领域，巩固现有地位，并且努力发展成为干细胞治疗和技术的全球领袖。为实现这一目标，报告阐述了从干细胞基础科学研究到市场应用的关系，以及政府、风险资本、公共-私人联盟和知识产权等相关管理措施在其中的作用和地位，这构成了英国对干细胞生物经济的政策战略。

2012 年 3 月 28 日，英国技术战略委员会（TSB）、医学研究理事会（MRC）、工程与自然科学研究委员会（EPSRC）、生物技术与生物科学研究理事会（BBSRC）四个研究理事会联合推出了英国再生医学发展战略，并提出了研究路线图。该战略设定了明确的目标和实施方案，致力于将迅速增长的对生命科学的研究转化为能够使患者和经济受益的临床实践。该战略提出，英国未来五年要在全球再生医学领域继续保持领先所必须解决的知识不足及转化方面的障碍。英国计划在再生医学领域投入 7500 万英镑，同时为该战略的启动建立一个投资千万英镑的再生医学研究平台。该战略旨在将再生医学相关领域简化为一个网络平台，促进再生医学领域的合作，并促进向临床治疗领域的转化，避免高科技成果无法转化或者不太成熟就进行转化。再生医学平台将搭建五个网络节点，如再生细胞的人体安全性评估、制造中的质量控制等。新战略包括三方面的工作：现有研究中心的科学发现研究、再生医学研究平台的早期转化、细胞治疗中心的后期商业转化。

通过实施该战略，英国试图在再生医学领域将其优秀的基础研究与临床应用及商业化发展紧密地联系起来，以保证英国在全球再生医学领域独特的竞争优势。

三、日本以 iPS 细胞优势赶超欧美

日本在 2000 年启动"千年世纪工程"，把以干细胞工程为核心技术的再生医疗作为四大重点之一，并且第一年度的投资金额即达 108 亿日元。这一规划背后的战略考虑是，日本把干细胞技术视作在生命科学和生物技术领域赶超欧美国家的绝好机遇。

1. 政府全面推动 iPS 细胞研究

2007 年 11 月，日本文部科学省在 iPS 细胞研究取得进展后决定，投入 70 亿日元用于支持非胚胎性干细胞等再生医疗领域的研究。按照日本文部科学省的计划，新投入的经费将重点用于开发能大量培养人类 iPS 细胞的方法，此外还将用于包括动物实验的再生医疗研究，以及建立并完善 iPS 细胞库。从 2008 年开始，日本文部科学省为 iPS 细胞的相关研究提供技术和人才支持。由文部科学省牵头筹建的京都大学 iPS 细胞研究中心已于 2008 年 1 月正式启用，由山中伸弥领导，该中心成为汇聚日本众多一流干细胞科学家的大本营。文部科学省还计划建设多个研究中心，进行相关医疗实用技术的研发。

此外，文部科学省还计划着力培养年轻的干细胞研究人员。

2009 年日本文部科学省发布了 iPS 研究的 10 年路线图，促进再生医学研究从早期研究向临床应用转化。路线图包括四个方面：发现 iPS 启动机制的基础研究；创造与宣传 iPS 研究的标准；创造与确证有利于药物发现的患者来源的 iPS 细胞，并建立 iPS 细胞库；推动再生医学研究，包括细胞、组织、iPS 细胞分化的组织移植的临床前与临床研究。

2. 大力推进干细胞的临床转化

日本经济贸易与产业部重视支持技术成功的商业化，如组织工程骨、软骨、角膜、心肌的研究。日本文部科学省发布的 2003～2008 年度的研发科技规划非常重视推动再生医学，该项目由日本理化学研究所同学术界、产业界和政府共同合作，关注干细胞库的建立和使用、干细胞调控及治疗技术。山中伸弥教授已将其拥有的 iPS 专利权转让给 ReproCELL 公司和 TaKaRa Bio 公司，由其进行后续的药物研发与再生医学产品开发。2013 年，日本厚生劳动省正式批准利用 iPS 细胞开展视网膜再生研究，日本因此成为全球范围内 iPS 细胞用于临床试验的第一个国家。

此外，为了加速相关研究，尽早实现临床应用，使日本在 iPS 细胞研究上保持领先地位，日本政府及时确立了相关方针政策，形成了包括经济产业省、文部科学省、厚生劳动省等全国主要相关部门在内的"举国体制"，以将日本的 iPS 细胞研究推向更高水平。2008 年，日本厚生劳动省为加强再生医疗机构的建设投入超过 10 亿日元，制定了利用 iPS 细胞实现再生医疗的基本安全准则，支持经济产业省的相关制药技术和 iPS 细胞制作技术的研究。根据 2008 年的日本综合科学技术会议，日本 2008 年在 iPS 细胞的相关研究上投入超过 30 亿日元。在各项政策和资金的保障下，日本的 iPS 细胞研究已经形成合力。

第五节 再生医学带动多学科汇聚融合发展

再生医学是一门多学科交叉融合的新兴学科，其发展是干细胞、组织工程、细胞与分子生物学、发育生物学、生物化学、材料学、工程学、生物力学、计算机科学等多个学科汇聚融合的结果，跨越基础研究、转化医学、产品开发、临床应用。再生医学主要包括干细胞、组织工程、细胞治疗、基因治疗、器官移植等多个学科技术领域。

再生医学的发展是多学科共同孕育的结果。例如，干细胞作为再生医的重要手段与研究核心，涵盖了基础与临床医学多个领域。在基础研究方面，干细胞将成为生命科学研究的重要模型。这有助于更进一步探索人体内各种生理及病理反应的分子机制；认识细胞生长、分化和器官发育等基本生命现象的规律；阐明重大病症诸如癌症、遗传性疾病、组织退行性病变及自身免疫性疾病等的发病机制；由干细胞衍生的相关模型，还可作为药物和功能基因筛选的理想平台；利用干细胞构建各种组织、器官作为移植的来源将成为干细胞应用的主要方向；体内干细胞变异所导致的各类疾病是医学领域的研究热点之一。在临床应用方面，干细胞可以应用于解决人类面临的众多医学难题。例如，各种损伤患者的植皮，肌肉、骨及软骨缺损的修补，髋、膝关节的置换，血管疾病或损伤后的血管替代，糖尿病患者的胰岛植入，癌症患者手术后大剂量化疗后的造血和免疫重建，切除组织或器官的替代，以及部分遗传缺陷疾病的治疗，等等。

第六节　再生医学产业前景发展广阔

再生医学临床应用三大领域为基因治疗、细胞治疗、组织工程，在癌症、慢性疾病、老年性与终末期疾病的治疗与修复方面具有革命性的创新，据预测，未来再生医学产业将对医疗市场具有颠覆性的影响，对于人类健康的促进和社会经济、人类寿命的提升都将有很大作用。

随着细胞生物学、分子生物学、免疫学及遗传学等基础学科的迅猛发展，以及干细胞和组织工程技术在现代医学基础和临床的应用，再生医学已经成为当今生物学和医学关注的焦点和研究的热点，并且在转化医学的推动下，积极向临床产品转化，再生医学产业已经初具规模。2008 年，全球医药市场规模为 9600 亿美元，我国医药市场规模约为 1.3 万亿美元，占我国 GDP 的 6%。专家预测，全球干细胞与再生医学产业市场规模到 2020 年前后可高达 4000 亿美元，未来将占医药市场规模的 20%左右。目前，全世界有近千家与再生医学相关的企业（图 1-3），其中绝大部分分布在美国和欧洲等发达国家和地区，其中美国约占 56%。

在政府支持、资本追捧，以及巨大市场前景和高额商业利润的多重推动下，干细胞产业呈蓬勃发展之势。我国干细胞产业已经形成了从上游存储到下游临床应用的完整产业链。到 2013 年，我国多个城市（如哈尔滨、长春、天津、北京等）都建立起干细胞产业化基地。大部分产业化基地的相关业务涵盖干细胞存储、干细胞技术研发、干细胞应用研究及干细胞临床移植和治疗等业务，逐步形成具有中国特色的干细胞产业格局，其中，脐血及干细胞库是目前我国干细胞行业中最成熟也最重要的产业化项目。

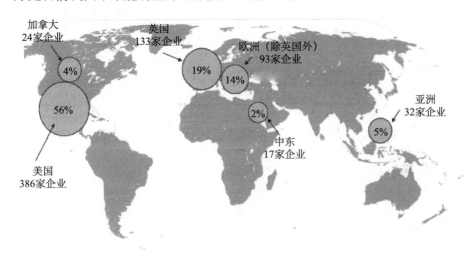

图 1-3　全球再生医学公司分布示意图

资料来源：Proteus Venture Company Funding & commercialization Strategies for regenerative medicine companies. 2011，London

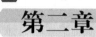

第二章
发展规律与研究特点

第一节　再生医学概念与内涵

　　生物学中的再生指的是生物体对失去的结构重新自我修复和替代的过程，狭义地讲，再生指生物的器官损伤后，剩余的部分长出与原来形态、功能相同的结构的现象。再生医学则是通过研究机体的组织特征与功能、创伤修复与再生机制，寻找有效的治疗方法，促进机体自我修复与再生，或构建新的组织与器官，以改善或恢复损伤组织和器官功能的科学。再生医学有着悠久的历史，原先指体内组织再生的理论、技术和外科操作，随着再生医学领域的快速发展其内涵已不断扩大，再生医学涵盖基因、分子结构、细胞、组织、器官等不同层次的修复与再造，主要包括基因治疗、干细胞、组织工程和器官移植等技术领域。

　　基因治疗在早期是指将正常的基因整合入细胞基因组以校正和置换致病基因的治疗方法。随着对疾病本质的深入了解和分子生物学方法的不断更新，其含义也逐渐得以扩展。目前从广义上讲，将某种遗传物质转移到患者细胞内，使其在体内发挥作用，以达到治疗疾病的目的，均可称为基因治疗。也就是将外源基因通过基因转移技术导入患者适当的受体细胞中，使外源基因表达的产物能治疗某种疾病（如遗传性疾病、癌症等）。

　　干细胞是能自我更新、高度增殖的一类细胞，可以进一步分化成为各种不同的组织细胞，不仅可以通过细胞分化增殖治疗疾病，还可以作为种子细胞用于组织器官的修复和移植治疗，并将促进基因治疗、基因组与蛋白质组研究、系统生物学研究、发育生物学研究，以及新药开发与药效、毒性评估等领域的发展。干细胞治疗产品已经作为药物进入临床应用。

组织工程通过细胞生物学和材料工程学相结合，进行体外或体内构建组织或器官从而实现修复或再生，用于创伤修复、终末期组织器官功能的重建等领域。组织工程的科学意义不仅在于提出了一种新的治疗手段，更主要的是为组织器官再生修复提供了一种新理念。与传统的自体或异体组织、器官移植相比，组织工程克服了"以创伤修复创伤"及供体来源不足等缺陷，将从根本上解决组织、器官缺损的修复和功能重建等问题。组织工程构建需要种子细胞、生物支架材料和组织构建技术的共同发展。

基因等分子调控是细胞所有生命活动的基础，而细胞是组织与器官修复的最基本组成单位，组织是人体器官修复的基本构成元件，因此本书重点对基因治疗、干细胞、组织工程的发展现状、趋势与规律进行论述，而将发育、器官移植等相关领域融入其发展概述之中。

第二节 再生医学发展历程

基因治疗、干细胞、组织工程是再生医学的主要领域，以下通过对不同再生医学领域的发展历程进行梳理，为阐明其发展机制与影响要素、产业前景及对再生医学的发展规律的影响奠定基础。

一、基因治疗的技术安全性成为壁垒

现代医学对遗传性疾病、心血管疾病、肿瘤、某些神经系统疾病及感染性疾病尚缺乏有效的防治措施，而且上述疾病的发生均与人体内基因的变异或表达异常密切相关，基因治疗的兴起为上述疾病的医治提供了新的途径。基因治疗的基本程序包括：治疗性基因的选择、基因载体的选择、靶细胞的选择、基因转移、外源基因表达的筛选及回输体内。基因治疗也由最初单基因遗传病的治疗，发展到对肿瘤、心血管疾病等多基因疾病的治疗。尤其是基因编辑等技术的发展，极大地促进了基因治疗的精准性并拓展了应用范围。基因治疗发展历程大致分为以下几个时期。

1. 准备期

这是基因治疗的"禁锢时代"。20 世纪 80 年代初，从学术界到宗教、伦理、法律各界，对基因治疗能否进入临床存在很大争议。直到 1989 年，美国 FDA 才同意先将载体导入作为"基因标记"的临床试验，1990 年正式批准进入临床试验。在这个阶段中，科学家进行了大量的研究工作，同时也在舆论上做了很多准备工作。

2. 狂热期

1990 年 9 月，美国国立卫生研究院的 Anderson 和 Base 将腺苷酸脱氨酶基因用反转录病毒导入人自身的 T 淋巴细胞，经扩增后输回患者体内，成功治愈一位由于 *Ada* 基因缺陷导致严重免疫异常的 4 岁女孩。自此，全世界掀起了基因治疗研究的热潮。基因治疗的内容也由单基因遗传病扩大到多基因的肿瘤、艾滋病、心血管疾病、神经系统疾病、自身免疫疾病和内分泌疾病等。首例基因治疗应用获得成功掀起了医学生物学领域的一片狂热。以美国为例，在短短数年内，就有 100 多个临床方案经美国 FDA 批准进入临床试验。从专业刊物到一般媒体，给人的印象是基因治疗即将成为临床治疗中一种成熟的方法。这里既有科学家的盲目乐观，又有企业界和媒体的推波助澜。科学家在前 10 年所做的储备在这时几乎全部出动，其中一些还没有成熟到可以取得疗效的方案也过早地进入了临床试验。这种狂热也从国外传入我国。

3. 理性期

1996 年，一位 18 岁的美国青年在宾夕法尼亚大学人类基因治疗中心接受治疗时不幸死亡，其成为被报道的首例死于基因治疗的患者。基因治疗从狂热转入理性化的正常轨道，人们开始对基因治疗的前景进行冷静的思考与反思，基因治疗的研究与发展也遇到了前所未有的压力与挑战。在这种情况下，基因治疗研究技术与市场逐渐走向成熟，从投资来看，除政府投资外，企业界的热情有增无减，目前每年的总投资仍在数十亿美元，基因治疗产品也已进入市场。

4. 产业期

基因治疗产业发展伴随着其产品的研发及推广。2003 年，我国批准了深圳赛百诺基因技术有限公司研发的世界上首个肿瘤基因治疗药物"今又生"，以后又批准了肿瘤溶瘤腺病毒 H101。但是，在此后的 10 年时间里世界范围内基因治疗药物研发一直处于低迷及上市真空期。直到 2012 年，欧盟批准西方首个基因治疗药物 Glybera 上市，该药用于治疗一种极其罕见的遗传性疾病——家族性脂蛋白酯酶缺乏症，成为全球基因治疗产业化发展的里程碑。
2015 年 FDA 批准安进公司的 T-Vec 上市，T-Vec 是一种经过基因修饰的用于治疗黑色素瘤的溶瘤病毒类基因治疗药物。2016 年，欧洲药品管理局批准了英国葛兰素史克公司和意大利科学家联合开发的首个用于治疗儿童免疫疾病的基因治疗药物 Strimvelis。这标志着基因治疗已经从临床试验阶段进入临床应用阶段。伴随着国内外多个基因治疗药物的上市，基因治疗产业也进入蓬勃发展的阶段。

二、干细胞发现与建系推动再生医学发展

20 世纪初就有科学家提出"干细胞"这个概念，然而直到 1963 年，才由加拿大研究员欧内斯特·麦卡洛克和詹姆斯·蒂尔（James E. Till）首次通过实验证实了干细胞的存在。他们发现小鼠的骨髓细胞中存在可以重建整个造血系统的原始细胞，即造血干细胞。从造血干细胞发现开始，至今干细胞的发展经历了三个重要的里程碑事件（图 2-1）。

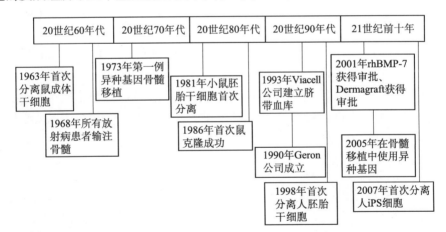

图 2-1 干细胞发展历程

第一个里程碑源于 1981 年小鼠胚胎干细胞系和胚胎生殖细胞系建系的成功，这项成果直接导致了基因敲除技术的产生，也是再生医学理论的诞生标志。1981 年，马丁·伊文斯和加伊·马丁（Gail Martin）分别建立了小鼠胚胎干细胞系，而该项成果也让马丁·伊文斯和另外两位科学家获得了 2007 年的诺贝尔生理学或医学奖。小鼠胚胎干细胞具有在体外无限增殖的能力，通过长期的体外培养和遗传修饰，经显微注射引入受体囊胚的胚胎干细胞可以分化为成体的各种组织，并整合入生殖系。小鼠胚胎干细胞的分离和应用

是干细胞技术发展过程中的里程碑，它与同源重组技术的结合使在哺乳动物整体水平上定向改变和修饰遗传物质成为可能。

第二个里程碑始于 1998 年美国科学家成功培养出世界上第一株人类胚胎干细胞系。威斯康星大学的汤姆森（J. A. Thomson）和约翰·霍普金斯大学的吉尔哈特（J. Gearhart）领导的两个小组分别报道了他们用不同材料和不同方法成功分离并建立了具有多方向潜能和永久增殖能力的人胚胎干细胞系和人胚胎生殖细胞系——二者统称为人胚胎干细胞系。在此基础上，科学家可以将胚胎干细胞定向分化以构建组织和器官，用来替代和修复疾病损伤及老化的组织器官，达到治疗与康复的目的。

第三个里程碑是 2006 年年底日本京都大学山中伸弥通过转染转录因子（Oct3/4、Sox2、Klf4 和 c-Myc）使小鼠皮肤细胞重编程转化为类胚胎干细胞的 iPS 细胞。2007 年，美国汤姆森和山中伸弥实验室又同时报道了该技术可以诱导人皮肤成纤维细胞转变成为 iPS 细胞。这项成果意味着克服了胚胎干细胞所涉及的伦理问题，并丰富了细胞逆分化和谱系转化的理论。体细胞重编程技术使得在不使用胚胎或卵母细胞的前提下制备疾病胚胎干细胞成为可能。一系列新技术的突破再次向人们展示了干细胞的广阔应用前景。

此后，干细胞研究驶入了快车道，研究成果频出。2012 年，美国 Osiris 诊疗公司宣布获得加拿大卫生部对其干细胞药物 Prochymal 的上市批准。Prochymal 可用于治疗儿童移植物抗宿主病（GVHD），是世界上首个干细胞治疗药物。目前，世界范围内已经有 10 多个成体干细胞的制剂获得批准临床推广。2013 年日本批准利用 iPS 细胞开展视网膜再生的临床研究，这是世界上首次利用 iPS 细胞进行临床研究。

三、组织工程解决组织器官修复难题

组织工程学是应用细胞生物学、生物材料和工程学的原理，研究开发用于修复或改善人体病损组织或器官的结构、功能的生物活性替代物的一门科学。"组织工程"一词首先由沃尔特（H. Wolter）于 1984 年提出，并由美国国家科学基金会于 1987 年正式确定。组织工程以少量种子细胞经体外扩增后与生物材料结合，构建出新的组织或器官，用于替代和修复病变、缺损的组织器官，重建生理功能。组织工程至今主要经历了三个发展阶段。

1. 初步探索阶段

20 世纪 60 年代末至 90 年代中期为第一阶段，主要进行了工程化组织构建的初步探索，证明了应用工程技术能够形成具有一定结构与形态的组织。在 20 世纪 60 年代中期，用于烧伤治疗的人工皮肤已经作为对症性治疗措施而在临床上应用，随后，合成性纤维开始用于人工皮肤的实验研究。在 20 世纪 70 年代早期，科研人员开始致力于对植入物的人工表面进行处理，以使之避免引起血液凝集，如对材料表面引入特殊的肝素复合物涂层等。其他研究集中于对可用作植入物或组织工程支架材料的各种有机聚合物进行毒性和生物相容性研究，以及研制作为人工皮肤基础的新型明胶。在 20 世纪 70 年代晚期，研究人员开始应用以胶原为基础的人工皮肤进行口腔黏膜损伤的治疗。20 世纪 80 年代，在组织工程和生物材料领域的研究日益增多，世界范围内许多大学建立了生物医学工程系。1981 年，人工皮肤治疗严重烧伤获得成功，该材料在组成上主要为硅酮，外面覆盖有交链硫酸软骨素的多孔胶原海绵。

2. 理论奠定与材料突破阶段

20 世纪 90 年代中期以后，组织工程研究蓬勃发展，主要在免疫功能缺陷的裸鼠体内构建组织工程化组织，几乎进行了所有组织器官构建的尝试，在此阶段成功构建了骨、软骨、肌腱等组织，为临床应用积累了丰富的实际参数并奠定了理论基础。同时，组织工程产品取得突破，有多个组织工程产品进入市场。InterPore 公司研制的珊瑚来源的骨移植代用品 Pro-Osteon 在 1993 年获得批准。1996 年，Integra 公司的人工皮肤被批准体内应用。1998 年，美国 FDA 的普通外科和整形外科顾问专家小组一致同意 Organogenesis 公司研制的 Apligrf（Graftskin）人工皮肤用于治疗腿部静脉溃疡。

3. 临床应用与产业化阶段

回顾多年的发展历程，组织工程研究领域在种子细胞、三维支架材料、生物活性因子、组织构建、体内植入等方面已取得很大进展，并展现了非常好的产业化前景。1994 年，软骨细胞成功分离培养，之后 1997 年，美国健赞公司（Genzyme Corporation）将其产品化，取名为"Carticel"上市。这标志着组织工程已经进入了其发展最为重要的阶段，即组织工程临床应用与初步产业化阶段（表 2-1）。

表 2-1　组织工程关键技术进程

年份	技术成就
1975	Rheinwald 和 Green 体外培养了角质形成细胞
1979	自体上皮细胞的培养（美国健赞公司的 Epicel）

续表

年份	技术成就
1981	复合皮肤替代物（美国 Organogenesis 公司的 Aligraf）
1982	Yanas 等基于真皮基质研制的胶原糖胺聚糖（GAG）（即美国 Integra LifeSciences 公司生产的皮肤再生模板）
1987	"组织工程"概念由美国 NSF 正式确立
1988	可降解生物聚合物合成过程中的细胞移植
1994	Brittberg 培养和移植了软骨细胞（即美国健赞公司的 Carticel）
2006	人工膀胱的体外培养和体内植入
2008	人体干细胞应用于脱细胞基质的工程气管

第三节　再生医学发展机制及特点

东西方国家对干细胞克隆的研究有较大争议，虽然都出台了政策推进研究，但也存在较大差异。再生医学由于处于科学前沿，出现了前所未有的"产品"形式，科学研究与产品的审批与监管、技术标准、法律规范也受到了关注，并在一定程度上影响再生医学的发展。

一、再生医学需要系统转化与整合

再生医学领域研究取得了许多重要成果，干细胞调控的基本原理不断丰富，相关技术不断更新，临床转化成果逐步涌现，论文和专利数量逐年上升。干细胞移植在治疗神经系统疾病、血液系统疾病及自身免疫疾病等方面已经取得了一系列进展，逐渐呈现出两个明显的态势：一是干细胞的基础研究逐步深入，包括细胞命运调控、功能细胞获得、组织工程器官再造相关机理研究需求日益迫切；二是干细胞研究成果的转化步伐正在日益加快，一批干细胞相关产品已经进入临床试验，甚至已经上市，但是，规模化的干细胞转化应用在临床上尚未实现，再生医学基础研究与临床应用尚有鸿沟。因此，系统化的干细胞基础研究、研究成果的产业化和临床转化研究亟待加强。

1. 再生医学基础研究发展迅猛

再生医学是通过研究人体自身的再生功能，帮助损伤的器官、组织恢复甚至更新的一门科学，被广泛认为是治疗严重创伤、心血管疾病、脑卒中、糖尿病、阿尔茨海默病、骨关节疾病等重大疾病最有潜力的方向之一。其医学意义和经济效益已引起全世界范围内的高度重视。近几年，人们在干细胞发育的基础理论方面进行了深入研究，尤其是在决定干细胞命运的分化机制以及细胞保持和获得干性分子机制方面取得了突破进展。近年来兴起的表观遗传学研究为阐明细胞分化命运的决定因素开辟了新的途径。近年来，中国干细胞发展迅速，特别是在 iPS 细胞研究领域成绩斐然。我国科学家首先发现并证实表皮细胞存在逆分化现象；开展了各种不同种类动物的 iPS 细胞研究，成功地从小鼠、大鼠、猕猴、猪和人的体细胞诱导获得 iPS 细胞，并利用 iPS 细胞获得了具有繁殖能力的小鼠，率先证明了 iPS 细胞具有发育的全能性；成功建立了来自孤雄囊胚的单倍体胚胎干细胞系，并进一步验证将这些细胞注入卵母细胞后产生了健康的小鼠；利用小分子化合物诱导体细胞重编程为 iPS 细胞，开辟了一条全新的实现体细胞重编程的途径，给未来应用再生医学治疗重大疾病带来了新的可能。与干细胞共同发展的组织工程技术，在经历了组织构建可行性的初步探索和在免疫功能缺陷的裸鼠体内构建各类组织工程化组织两个阶段后，已逐步进入第三个阶段，即在具有全免疫功能的哺乳动物体内构建组织工程化组织、修复缺损、重建器官功能。同时，组织工程促成技术也在不断更新。例如，生物反应器技术已从简单扩增细胞到可以提供各种刺激信号，组织工程的设计和制作越来越多地依赖于计算机辅助技术等。另外，对于生物材料的研发也已进入基于细胞分子水平的新时期，将过去生物活性和可降解两个分离的概念结合起来，在可降解材料上进行分子修饰，引起细胞整合素的相互作用，诱导细胞增殖、分化，以及细胞外基质的合成与组装，从而启动机体的再生系统。最为典型的例子就是纳米技术的引进，应用仿生学原理和纳米自组装技术制备有机和无机纳米复合材料，并将多肽、生长因子和基因等特定分子识别信号固定在材料表面，研制有特定结构和功能的仿生智能基质材料。此外，通过纳米技术研制纳米载药系统及非病毒基因转染载体以用于生长因子、免疫抑制剂等的靶向性控释也是近年来研究的热点。

2. 再生医学临床转化喜忧参半

与再生医学基础研究的累累硕果相比，再生医学的转化进程可谓喜忧参半。喜的是人们已经逐渐重视再生医学研究成果的临床转化，截至目前已用于临床的细胞移植有：间充质干细胞用于促进骨再生及改善肢体、心肌血循环；神经干细胞嗅鞘细胞移植用于促进中枢及周围神经再生；肌干细胞移植用于促进肌组织再生、延缓肌萎缩及治疗压力性尿失禁；软骨细胞移植用于促进关节软骨修复；胰岛细胞移植治疗糖尿病；肝细胞/肝干细胞移植治疗肝衰竭等。各种干细胞对糖尿病、帕金森病、阿尔茨海默病、角膜病和白血病等多种疾病的治疗在动物实验层面已基本完成，部分进入人体临床试验。通过组织工程技术也已构建了人体几乎所有的重要组织，甚至初步构建了肾、肝、心脏等重要器官的雏形，但在产业化进程中暴露出了基础向临床转化效率低、效果差等瓶颈问题。细胞治疗尽管进行得如火如荼，但截至目前，效果真正明确的仍是 20 世纪 50 年代再生医学诞生前就开展的造血干细胞移植治疗恶性血液病。历经几十年，仍没有第二种细胞治疗成为常规的疾病治疗手段。组织工程面临同样的窘境，除了一些新研发的生物材料用于临床以外，在众多的组织构建体中，也仅有组织工程皮肤和组织工程骨、软骨真正形成产品上市，但远没有成为治疗中的主流。其全球市场份额也少得可怜，组织工程皮肤仅 2000 万美元，组织工程软骨也不过 4000 万美元，与上百亿美元的研究投资形成了巨大反差。美国最早最大的两家组织工程皮肤生产商 Organogenesis 公司和 Advanced Tissue Science 公司已申请破产保护，一些主要的组织工程产品如 Cell Active Skin、Epidex、Bioseeds 和 Melanoseed 也因严重亏损而停产。

产业化进程的受阻，使转化性研究的重要性愈加突出。通过转化性研究理顺基础研究向临床应用过渡的中间环节，有望加速医学与理工技术紧密结合和知识产权的商业化，同时刺激新产业模式产生，将以往独立的各学科整合到同一个基础研究和临床学科中去，促进多学科交叉研究策略和产业平台的建立，适应了近代科学三个 I 的发展趋势——Interdisciplinary（学科交叉）、Integration（整合与集成）、Innovation（创新与改革），有助于培养新一代具有转化医学理念和能力的研究工作者和医疗工作者，最终促进再生医学的临床转化和产业化进程。

二、再生医学需要伦理与安全性评估

再生医学从一开始，就伴随着各种争议，争议的本源在于生命是否可以进行创造或者试验，因此，再生医学不仅是一个科学问题，也是人类需要面对的文化和伦理问题。著名生命伦理学家、美国《医学与哲学杂志》（The Journal of Medicine and Philosophy）主编恩祁斯特拉姆·格尔哈特（Tristram H. Engelhardt）在评论胚胎干细胞研究的激烈争论时，提出了一个深刻的、发人深思的见解。他认为这是一场"文化战争"。他说："我们注定要生活在这样一个世界里，对人生命的意义、患病、临终和死亡的认识上，呈现出稳定与痛苦的争议交织出现的世界。文化战争中的战斗在不远的将来将决定生命伦理学的特点。"罗马天主教信理部的《生命祭》文告明确指出："人类必须得到尊严，即得到作为人的尊严，这种尊严是从其存在的第一刻即开始的。""胚胎必须被当作人一样受到尊重，它作为一个整体的完整性必须受到保护。"

1. 文化伦理影响再生医学研究

从伦理学角度，任何关于人体及健康的科学研究都应经过严肃的伦理审视和道德评判，而伦理审视和道德评判的标准与所处的社会文化环境密切相关。在再生医学领域，伦理的焦点主要集中于干细胞领域。

对待干细胞研究与应用，国家之间特别是西方国家与东方国家间的伦理审视和道德评判的标准有共同之处，也有明显的差异。大多数欧美国家由于宗教文化的影响不但反对克隆人也反对治疗性克隆和人胚胎干细胞的研究，而我国的文化中不存在阻碍人的治疗性克隆和人胚胎干细胞研究的障碍。中国政府反对克隆人但支持干细胞研究。在成体组织骨髓、脂肪、血液及胎盘组织干细胞等研究领域，各国间的伦理审视和道德评判基本相同。例如，胎盘作为中药紫河车在我国使用有近千年的历史，中国公众非常容易理解和接受。

2. 胚胎干细胞引发伦理之争

再生医学的主要领域都是基于干细胞进行研究的，在 iPS 细胞技术未发明之前，主要通过胚胎干细胞进行研究。干细胞是未分化的原始细胞，通常分为三类，即全能干细胞、多能干细胞和专能干细胞。其中，全能干细胞主要就是胚胎干细胞，它能分化成人体 200 多种细胞类型，形成机体的任何细胞、组织和器官。但胚胎干细胞研究也引发了当前最为激烈而敏感的伦理之争。

胚胎干细胞的伦理之争主要围绕两个问题而展开。一是如何看待胚胎。胚胎干细胞主要有三个来源，包括（自然和人工）流产的胚胎、辅助生殖剩余的胚胎和通过体细胞核转移术得到的胚胎。不管哪种来源，提取胚胎干细胞必定会损毁胚胎。因此，胚胎是否具有生命属性及生存权利等很自然地成为争论的焦点。二是胚胎干细胞研究是否必然滑向生殖性克隆。

在胚胎干细胞研究的伦理之争中，有一种观点十分引人注目，并起了重大作用，那就是 14 天前的胚胎可用于干细胞研究。英国之所以早在 2000 年年底就通过立法，允许克隆早期胚胎进行胚胎干细胞研究，一个重要原因在于采纳了沃诺克委员会的建议：胚胎研究以 14 天为界限。2003 年 12 月 24 日，我国科技部和卫生部联合发布的《人胚胎干细胞研究伦理指导原则》也规定胚胎干细胞研究不能超过 14 天。日本等国基本接受这一立场，许多科学家、伦理学家和法学家，甚至天主教哲学家（如麦克柯米克）也表示赞同和支持。

胚胎干细胞研究在美国一直争议颇大。2001 年，美国总统布什上任伊始即对胚胎干细胞研究设限，规定联邦资金仅准许用于资助已经存在的胚胎干细胞研究。2009 年 3 月，奥巴马总统通过行政命令解除了限制，为胚胎干细胞研究打开了大门。2008 年 12 月，国际干细胞学会（ISSCR）颁布了《干细胞临床转化指南》，该指南包括了干细胞研究应用中涉及的科学、临床、法规、伦理及社会问题，以指导和规范干细胞由临床研究向临床应用的转换。2010 年 6 月，欧洲科学基金会（ESF）发布了《欧洲人类干细胞研究和再生医学：科学、伦理和法律问题》的政策分析报告，报告介绍了人类干细胞应用于再生医学所面临的科学、道德和法律问题，探讨了相关伦理方面的问题，尤其是临床应用相关事宜，总结了目前欧盟各成员国在此方面的法规、专利等方面的情况，并为欧洲科学基金会未来的研究提出了相关建议。报告同时着重强调了欧盟范围内人类胚胎干细胞技术知识产权的复杂性。CRISPR 基因编辑技术的出现提供了基因治疗的精准性，但由于该技术对胚胎 DNA 进行修饰时，这些修改的基因信息将会对后代产生影响，很多人反对进行胚胎 DNA 编辑。

3. iPS 细胞带来的突破和争议

在人胚胎干细胞的研究遭遇瓶颈时，科学家设法另辟蹊径。2006 年，日本京都大学科学家山中伸弥首先获得了小鼠的 iPS 细胞，2007 年美国科学家又获得了人的 iPS 细胞。2012 年 10 月，山中伸弥和英国科学家约翰·格登因发现成熟细胞可重编程为 iPS 细胞，一举获得诺贝尔生理学或医学奖。iPS 细胞是再生医学领域干细胞研究的重要进展，它对组织再生的基础理论及未来临床应用意义重大。iPS 细胞成为人类获取多能干细胞的新方式，规避了从胚胎获取多能干细胞的伦理学问题。iPS 细胞除用于基础研究和移植医学外，还可用来研究人体组织的发育和功能、发现和测试新药及挽救濒危物种等。"多莉羊"的创造者伊恩·维尔穆特（Ian Wilmut）教授正试图用 iPS 细胞技术抢救几近灭绝的白犀牛。

iPS 细胞除了是再生医学理论的重大突破外，其诱导技术和效率也不断改进和提高。最初，科学家利用转入外来基因的办法来诱导体细胞逆转，但这种办法有可能增加基因突变或引发癌症的风险。例如，山中伸弥 2006 年就是用逆转录病毒进行诱导，这有可能触发肿瘤基因的表达。后来科学家发现了去除 iPS 细胞致肿瘤基因的技术，这就增加了 iPS 细胞用来治疗疾病的可能性。2009 年 4 月，科学家展示了可用蛋白质进行诱导，无须改变成体细胞的基因组，即蛋白质 iPS 细胞。2013 年，我国科学家邓红魁教授课题组发现利用小分子化合物能够成功将成体细胞逆转为胚胎干细胞，并命名为化学诱导的多能干细胞（CiPS 细胞），为 iPS 细胞的诱导提供了更加简捷安全的诱导方法。

iPS 细胞可以避免胚胎干细胞遭遇的伦理问题，但其本身仍有一些伦理问题需要面对。首先是 iPS 细胞用于再生医学的安全性。iPS 细胞的致瘤性是人们对其临床应用的关注点之一。与胚胎干细胞一样，当将 iPS 细胞注射到免疫缺陷的小鼠体内时，容易发生畸胎瘤。此外，科学家也发现由 iPS 细胞产生的小鼠有死于恶性肿瘤的高发率。美国 FDA 认为，这是干细胞再生医学面临的重要障碍。因此，更多的产品集中于干细胞分化成的组织特异性细胞。虽然 iPS 细胞规避了胚胎干细胞必须面对的操纵、终止胚胎及捐献者存在的医学风险等伦理问题，但科学家和伦理学家同样要面对诸如用 iPS 细胞创造人胚胎的社会属性、法律地位，以及是否允许 iPS 细胞进行生殖等一系列问题。

4. 基因治疗存在的伦理安全性风险

人类基因治疗的伦理争论可追溯到 1962 年召开的美国尖端科学联席会议。在那次会议上，伯纳德·戴维斯作了题为"遗传工程的威胁和前途"报告，讨论了有关人体细胞和生殖细胞的改变、克隆、行为的遗传性修饰、性别预选和选择性复制的可行性及其伦理问题。伦理学家詹姆斯·格斯塔夫森作了题为"遗传工程和人类未来"报告，提出了遗传工程涉及的社会伦理问题，从此揭开了基因工程社会伦理问题的大讨论。从伦理角度而言，比较可以接受的是对体细胞基因缺陷进行矫正，因为这样仅对治疗的个体而不对其后代产生影响，特别在目前，在病情危重且无好的常规疗法的情况下，公众大多乐于接受基因治疗。目前的试验性治疗如对腺苷脱氨酶缺陷症和一些肿瘤的治疗结果是令人鼓舞的，虽然在 1999 年 9 月，美国一位患先天性鸟氨酸转甲酰酶缺陷症的 18 岁青年，在接受宾夕法尼亚大学的人体基因研究所的试验性基因治疗后不幸死亡，一度引起媒体的广泛关注，并导致政府和企业对基因治疗的资助锐减，但人们对基因治疗的前景仍然充满着希望。

人类体细胞基因治疗经过一个相当长的曲折的激烈争论阶段，至今已为大多数人接受。2001 年在爱丁堡举行的人类基因组织年会上，专家们鉴于基因疗法日趋成熟，一些试验已取得积极的成果，强调对基因疗法面临的伦理挑战进行探讨，认为应当把使用基因技术治疗疾病与改良人体基因严格区分开来。就体细胞基因治疗而言，尽管已基本获得了社会认同，但还是存在着安全性方面的考虑，其次是基因治疗是否会造成治疗费用的猛增。而基于生殖细胞改造人体基因使"良好的"特征遗传下去，这种做法的益处与安全性缺乏可靠的科学依据，有可能给人类后代带来危险，在伦理上争议非常大。

目前基因疗法已有产品上市，虽然大多仍处于试验阶段，存在一定的风险，但其前景良好，不过有关试验应当在严格的管理之下进行。基因治疗的伦理原则要考虑各种不同的历史文化背景和传统习俗，因此合理的伦理原则应是多方面的统一，基因治疗的临床应用必须强调安全、知情同意、公正和保密等原则。

三、再生医学需要与时俱进的标准与规范

由于再生医学是一个全新的领域，不同于原有的药物与医疗器械研发，因此对于再生医学的监管、审批与标准规范非常重要，并受到全球的关注。整体看来，再生医学领域的研究走在了标准规范的前面。虽然全球发达国家均非常重视再生医学的发展，但不同国家的法规管理框架设计、对于科技发展的反应速度各不相同，欧美等发达国家或地区的法规体系整体要完善于我国，推动了众多再生医学产品上市。

虽然不同国家卫生与药监管理体系职能有所不同（表 2-2），但从监管与审批来看总体分为两类，一类是按照药物由药监部门进行监管审批，另一类是按照医疗技术由卫生部门进行监管。例如，美国通常将细胞、组织或基于细胞、组织的产品（human cells, tissues, or cellular or tissue-based products，HCT/Ps）归类监管；欧盟将基因治疗、细胞治疗和组织工程产品归为先进技术治疗医学产品（advanced therapy medicinal product，ATMP）进行监管；日本既可以作为药物进行审批，也可以按照医疗技术管理由医师决定是否使用。

表 2-2　不同国家或地区再生医学产品监管审批政策对比

国家或地区	主要政策	现状
美国	《美国食品、药品和化妆品法案》［FD&C Act，第 520（g）］、《人体细胞及组织产品的管理规定》、《公共卫生服务法案》（PHS Act，Sec. 351、Sec. 361）、美国 FDA《联邦规章典集》（CFR，21）	按照药物申报，由美国 FDA 生物制品评价和研究中心审批，快速审批时间为 6～10 个月。已有产品上市

国家或地区	主要政策	现状
欧盟	《人类组织和细胞捐赠、获取、检测、处理、保存、储藏和配送的质量安全标准》（2004 年）、《先进技术治疗医学产品管理规定》［2007 年 Regulation（EC）No. 1397/2007 on Advanced Therapy Medicinal Product］、医院豁免条款［Article 28 of Regulation（EC）1394/2007］、《基因治疗产品指南》（2015 年）	按照药物申报，先进疗法委员会（Committee for Advanced Therapies, CAT）审批，审批时间为 1～2 年。已有产品上市。允许大型医院临床应用小规模的细胞产品治疗特定的患者
日本	《细胞组织操作原则》、-MHLW Notice No. 266、《人体自体细胞/组织产品质量控制与安全指南》、《干细胞临床研究指南》	非保险覆盖项目，按照医疗技术管理由医师决定是否使用
中国	《人体细胞治疗研究和制剂质量控制技术指导原则》（2003 年）、《医疗技术临床应用管理办法》（干细胞为第三类，2009 年）、《干细胞临床研究管理办法（试行）》（2015 年）	干细胞新药申请均按照治疗用生物制品受理，注册类型为第三类，国家食品药品监督管理局生物制品处审批。目前无产品上市，临床研究停滞

1. 美国：FDA 生物制品评估研究中心统一负责审批和管理

美国细胞、组织或基于细胞、组织的产品属于人类组织和细胞类产品范畴，在美国主要由 FDA 的生物制品评价和研究中心（the Center for Biologics Evaluation and Research，CBER）统一负责审批和管理。美国 FDA 管理干细胞生物疗法的法律权力来自两个国会法案，即《美国食品、药品和化妆品法案》及《公共卫生服务法案》。《联邦规章典集》（CFR）是美国 FDA 管理要求的构建基础，最适用于干细胞的法规是对提交研究性新药申请要求做出的规定（21 CFR 312），以及《现行药品生产质量管理规范》（cGMP）法规（21 CFR 210&211）。《现行药品生产质量管理规范》是根据 CFR 中的 21 CFR 210 和 211 条制定的，其中的原则适用于干细胞产品，包括制造产品设备的物理特征及在某种设备中制造细胞产品的过程和步骤。美国于 2001 年发布 CFR 1271 管理法规，将人体细胞组织产品分为人体细胞组织（《公共卫生服务法案》，Sec. 351）和含人体细胞成分的医疗器材与药品（《公共卫生服务法案》，Sec. 361）两大类管理，并于 2006 年实施。美国 FDA 还与外界的管理部门相互沟通、相互影响，出席了许多的全球性会议（如国际协调会议），由此形成了一些有关大多数种类生物产品的制造和临床试验的指导性文件。在这些共同制定的大量指导性文件中，界定的原则适用于干细胞疗法的评估。美国 FDA 和 NIH 之间通过签署正式的谅解备忘录（MOU）协议促进干细胞管理建议的形成。此外，不属于上述 HCT/Ps 范围的，如骨髓移植，由美国卫生资源与服务管理局（HRSA）审批和监管，类似于中国的第三类医疗技术。美国是目前世界上唯一将异体造血干细胞按照药物进行审批和监管的国家。

2. 欧盟：通过先进技术治疗医学产品与医院推进产业发展

在欧盟，干细胞的监管应用有两条途径。一是干细胞产品属于先进技术治疗医学产品范围，由欧洲药品管理局负责审批和管理。二是医院豁免条款，允许欧洲医院可以生产小规模的细胞产品用于特定的患者，主要是临床卓越中心进行自体细胞治疗。2007 年欧盟颁布了《先进技术治疗医学产品管理规定》，并于 2008 年 12 月 30 日起实施。欧盟将基因治疗产品、细胞治疗产品和组织工程产品定义为先进技术治疗医学产品。其中，基因治疗产品指通过将基因（DNA）插入细胞而起作用的产品，主要用于遗传病的治疗；细胞治疗产品指含有经过处理的被改变了生物学特性的细胞或组织的产品，可以用于疾病的治疗、诊断或者预防；组织工程产品指含有"被改造的"细胞或组织的产品，主要用于组织的修复、再生或替换，如治疗烧伤的人工皮肤。在过去几年中，欧盟针对基因治疗和细胞治疗产品还制定了一系列科学指导原则。这些指导原则提出了对先进技术治疗医学产品的研发和监管要求，如基于风险的产品开发途径和评价理念、对于细胞和结构组分之间相互作用的特殊要求、对于临床/非临床的灵活性考虑、对于药品临床试验管理规范（GCP）的特殊要求，以及关于上市后安全有效性跟踪和风险管理的特殊考虑等。在审评程序万面，欧盟规定先进技术治疗医学产品必须执行集中化审评程序，并成立了先进疗法委员会，专门负责新技术疗法产品的技术审评。先进疗法委员会对每一份提交至管理部门的先进技术治疗医学产品提出审评意见，但该意见将被提交至欧洲药品管理局人用医药产品委员会（CHMP），由人用医药产品委员会做出采纳批准、变更、暂停或取消上市许可的建议，然后将建议发送至欧盟委员会做决定。一旦产品在欧盟被批准上市，管理部门将对其安全性和有效性进行进一步评价。同时，为鼓励先进技术治疗医学产品的研究和开发，欧盟执行了一些特殊的支持鼓励政策，如减免申请人向管理部门支付的部分费用、申请人可从欧盟获得更多科学支持和帮助等。

3. 加拿大：按照药品受理

生物与基因治疗局下属的血液、组织、器官评估中心（CBTE）负责生物制品的审评，包括但不限于血液、细胞、组织及器官移植物。其主要职能为评估审批产品的质量、安全性、有效性；制定实验室标准、方法、评估管理政策等；按照药品进行管理。加拿大 2012 年批准了全球首个干细胞药物 Prochymal 上市。

4. 日本：以医院和医生为主体进行细胞治疗应用

厚生劳动省是日本负责医疗卫生和社会保障的主要部门，对免疫细胞治疗进行监管。日本的医疗体系由保险医疗和自由诊疗两部分组成，进行保险医疗的大部分公立医院不允许同时开展自由诊疗项目，所以还没有纳入保险医疗项目的免疫细胞治疗主要由专门进行自由诊疗的私立医院和个人诊所来开展。患者自己承担全额的治疗费用。医疗责任主要由诊所及医生承担，医生面对患者从事医疗服务，职业道德对服务质量有很大的影响。由于免疫细胞治疗费用高昂，主要是采用自然杀伤细胞（NK 细胞）治疗，通常一个疗程费用在 150 万日元左右，因此主要患者群体为经费充裕群体。当然购买肿瘤商业保险后，患者获得商业保险的赔付也可用于免疫细胞治疗。

目前，日本国会也认识到现有监管体制在细胞治疗领域的缺失，也在积极讨论通过立法规范和推动细胞治疗的发展，对细胞治疗的监管立法进行分级管理，针对 iPS 细胞、间充质干细胞、免疫细胞治疗分别制定不同级别的管理办法。

5. 中国：政策法规处于完善之中

20 世纪 90 年代，中国政府颁布政策开始大力支持再生医学领域的临床研究及应用。科技部非常重视细胞治疗领域的研究部署，在《国家中长期科学和技术发展规划纲要（2006—2020 年)》等重要规划中对干细胞研究及相关的细胞治疗作了重要战略部署。通过 973 计划、863 计划、国家重大科学研究计划、国家科技支撑计划、国家自然科学基金、中国科学院战略先导专项等科技规划和项目，国家投入大量资金。"十二五"期间，我国已经累计支持干细胞相关的重大科研项目近 170 项，经费投入总额超过 24 亿元。国家对干细胞的基础研究、关键技术和资源平台建设给予了大力支持，取得了一批标志性成果。目前，科技部"国家重点研发计划'干细胞与转化医学'重点专项"已经开始实施,加强了干细胞基础与转化方面的投入与布局。

政策规范方面,已初步形成了良好的政策环境。我国卫生部(今国家卫生和计划生育委员会)在 2009 年 5 月发布了《医疗技术临床应用管理办法》,使我国在重大疾病的细胞治疗方面积累了丰富的数据和经验。但是,由于细胞治疗领域处于快速发展阶段,原有的监管标准已经滞后,而又未及时出台有效的法规与严格的监管措施,细胞治疗在一段时间内陷入了无序发展的状态,细胞治疗产业也出现了各种各样的问题,如细胞制备水平存在差异、缺乏细胞质量检验标准、细胞临床应用缺乏有效依据与指导原则,造成治疗效果的参差不齐。2011 年 12 月,卫生部和国家食品药品监督管理总局联合发布《关于开展干细胞临床研究和应用自查自纠工作的通知》,决定联合开展为期一年的干细胞临床研究和应用整顿工作。2015 年 7 月国家卫生和计划生育委员会、国家食品药品监督管理总局在开展干细胞临床研究和应用规范整顿过程中,组织制定了《干细胞临床试验研究管理办法(试行)》,2015 年 5 月又根据国务院《关于取消非行政许可审批事项的决定》,取消第三类医疗技术临床应用准入审批,同时废止 2009 年 5 月 22 日发布的《首批允许临床应用的第三类医疗技术目录》。我国重视干细胞研究临床转化和政策规范制定工作,为加强干细胞临床研究的有效监管,国家卫生和计划生育委员会、国家食品药品监督管理总局共同制定并发布了《干细胞临床研究管理办法(试行)》《干细胞制剂质量控制及临床前研究指导原则(试行)》等文件,并于2016 年 5 月公布了首批 30 家干细胞临床研究机构备案名单。但到目前为止,国家食品药品监督管理总局细胞治疗产品审批后滞,在国外细胞治疗产品纷纷获得审批的同时我国一直没有产品上市,因此还需要法规政策的进一步完善与推动。

第三章
发展现状与发展态势

　　再生医学主要是对人体已经发生病变的组织、器官采用替换或再造的医疗策略，治疗目前尚无根治办法的先天性遗传缺陷疾病与后天获得性退行性疾病，如创伤、心血管病、糖尿病、阿尔茨海默病、衰老等。主要方法是通过研究干细胞分化以及机体的正常组织创伤修复与再生等机制，寻找促进机体自我修复与再生，并最终达到构建新的组织和器官以维持、修复、再生或改善损伤组织和器官功能的目的。当前基于干细胞的修复与再生能力的再生医学，已经能够促进机体自我修复与再生，以改善和恢复损伤组织和器官的功能。

　　随着基因工程、组织工程、材料科学的发展以及干细胞研究的不断深入，再生医学的内涵也不断扩大，目前已经涵盖了基因治疗、组织工程治疗、组织器官移植、组织器官缺损的再生与生理性修复，以及活体组织器官的再造与功能重建等多个方面。其中，干细胞与组织工程研究是再生医学的核心内容。

第一节　基因治疗

　　基因治疗是以改变人的遗传物质为基础的生物医学治疗手段，它直接通过基因水平的操作和介入来干预疾病的发生、发展和进程，与现有的其他治疗方法和策略相比，其优势在于可直接利用人们在分子水平对疾病的病因和发病机理的新发现、新认识，以及分子生物学领域的新技术，针对性地修复甚至置换致病基因或纠正基因表达调控异常。基因治疗将是医学和药学领域的一次革命，是当今生物医学发展最重要的里程碑之一，将对传统制药业产生深远影响和冲击。

一、基因治疗文献评价

1. 基因治疗研究趋于稳定

在全球基因治疗领域，2000～2014 年以基因治疗为标题的文献发表呈现稳定发展趋势，表明该领域技术已趋于成熟（图 3-1）。

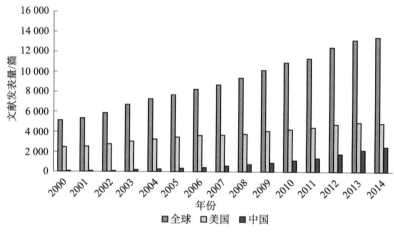

图 3-1　全球基因治疗研究文献发表趋势

2. 美国、中国、德国三国研究实力较强

目前，美国、中国、德国为较为领先的国家，中国文献发表数量位于第二名，仅次于美国，但与美国相差较大。其他主要研究国家有日本、英国、意大利、法国、加拿大、荷兰、西班牙（图 3-2）。

3. 美国研究机构最为领先

美国研究机构整体实力较强，产出较多的研究机构多为综合性大学和政府研究机构，如加利福尼亚大学系统、哈佛大学、美国国立卫生研究院、宾夕法尼亚大学、约翰·霍普金斯大学、美国国家癌症研究所等（图 3-3）。其他国家领先的研究机构包括伦敦大学、法国国家健康与医学研究院、UTMD 安德森癌症中心等。

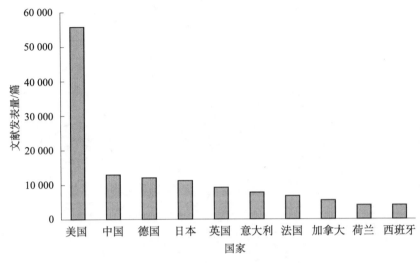

图 3-2 全球基因治疗研究主要国家

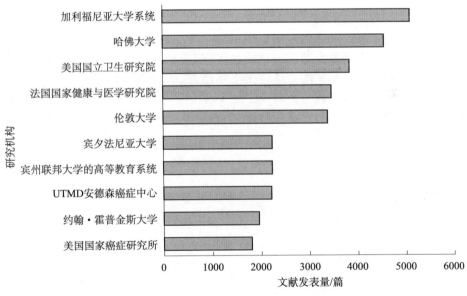

图 3-3 全球基因治疗排名位前的主要研究机构

4. 美国国立卫生研究院基金资助强度最大

基因治疗研究领域，美国国立卫生研究院资助产出文献数量最多（图 3-4），占总基金资助的 49%。中国国家自然科学基金资助力度也较大，其他资助基金有美国国家癌症研究所、欧盟、德意志研究联合会、日本文部科学省、维康基金会、加拿大健康研究所、美国国防部。

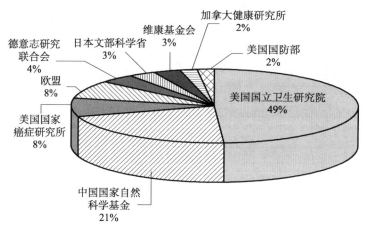

图 3-4 基因治疗领域基金资助分布

5.专利申请呈现下降趋势

全球基因治疗领域专利申请整体呈快速下降趋势，2000～2001 年申请量有明显增加，之后有所波动，整体呈下降趋势。中国基因治疗领域专利申请波动不大，申请量整体较为稳定（2013 年度、2014 年度数据受审查未公开数据影响，数据不全，以下其余部分同理，见图 3-5）。在专利申请组织中，美

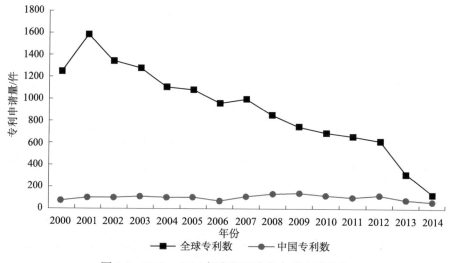

图 3-5 2000～2014 年度基因治疗专利申请趋势

国专利申请量最大，遥遥领先于其他国家，其次是加拿大、中国、澳大利亚、日本、韩国、德国、墨西哥、新西兰、法国（图 3-6）。

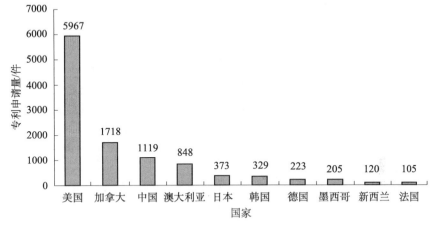

图 3-6 世界各国基金治疗申请专利情况

全球基因治疗领域专利主要申请机构有加利福尼亚大学系统、罗纳普朗克公司、健赞公司、得克萨斯大学、约翰·霍普金斯大学等。我国专利主要申请机构有武汉大学、中国医学科学院基础医学研究所、四川大学、复旦大学、北京大学等机构（表 3-1）。全球基因治疗专利主要发明人有 Sun Yongming、Perricaudet Michel、Liu Chenghua、Xie Yi 等，中国基因治疗专利主要发明人为魏于全、长谷川护、吴小兵、王世宣等（表 3-2）。

表 3-1 世界和中国基因治疗专利主要申请机构 （单位：件）

世界主要申请机构	专利数	中国主要申请机构	专利数
加利福尼亚大学系统	306	武汉大学	43
罗纳普朗克公司	241	中国医学科学院基础医学研究所	35
健赞公司	214	四川大学	34
得克萨斯大学	205	复旦大学	30
约翰·霍普金斯大学	174	北京大学	24
密歇根大学	161	株式会社载体研究所	23
贝勒医学院	150	浙江大学	21
Diadexus 公司	148	南开大学	16
宾夕法尼亚大学	144	深圳市奥尼克斯基因技术有限公司	13
南加利福尼亚大学	142	中山大学	13

表 3-2　世界和中国基因治疗专利主要发明人　（单位：件）

世界主要发明人	专利数	中国主要发明人	专利数
Sun Yongming	192	魏于全	30
Perricaudet Michel	166	长谷川护	25
Liu Chenghua	152	吴小兵	20
Xie Yi	128	王世宣	18
Mao Yumin	128	马丁	18
Macina Robertoa	117	卢运萍	17
Hasegawa Mamoru	117	曹江	16
Nakamura Yusuke	111	侯云德	16
Bout Abraham	89	卓仁禧	15
Lenz Heinz-Josef	87	吴祖泽	14

6. 基因治疗临床研究情况

根据 clinicaltrials. gov 注册数据，目前正在进行的基因治疗的技术有 RNAi 技术、反义 RNA 技术、反义 DNA 技术、核酶技术、转干扰素基因技术。基因治疗的主要策略有基因修复、基因封闭、基因替代、免疫基因、基因开放、基因药物、基因抑制、基因工程药物等。基因治疗载体有逆转录病毒载体、腺病毒载体、腺相关病毒载体、噬菌体载体、质粒载体等。从地理分布来看，主要位于北美洲、欧洲、亚洲，我国的临床研究数量也日渐增多（图 3-7）。

全球正在进行的基因治疗研究大多处于临床早期，Ⅰ期临床试验有 974 项，Ⅱ期为 1223 项，Ⅲ期为 283 项，Ⅳ期为 232 项（图 3-8）。由于基因治疗研究处于前沿领域，临床试验终点疗效有多种不可控因素，因此距离大量产品走向临床应用还有一段距离。

在研临床研究靶向 400 余种疾病，其中以肿瘤、心血管疾病、糖尿病、单基因疾病等领域研究较多。

7. 我国基因治疗发展趋势

（1）我国基因治疗发展迅速。我国基因治疗领域 2000 年以来在 SCI 发表文献 13 169 篇，整体呈快速发展趋势。2000～2004 年发展缓慢，2005 年之后发展迅速（图 3-9）。

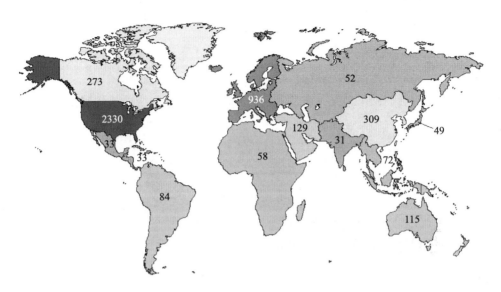

图 3-7　全球基因治疗主要临床试验分布示意图

注：图中数字表示开展临床试验的数量

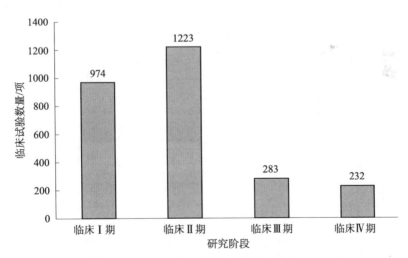

图 3-8　全球基因治疗临床试验研究阶段分布

（2）中国科学院等机构研究实力最强。在我国基因治疗研究领域，中国科学院研究实力最强，其他主要机构有上海交通大学、复旦大学、中国医学科学院、浙江大学、中山大学、北京大学、四川大学、华中科技大学、山东大学等机构（图3-10）。

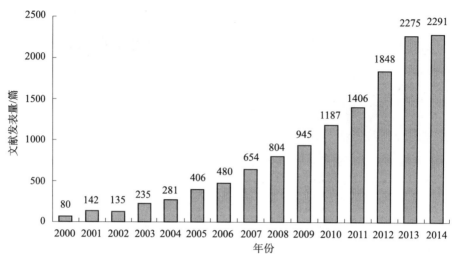

图 3-9　2000～2014 年我国基因治疗 SCI 发文情况

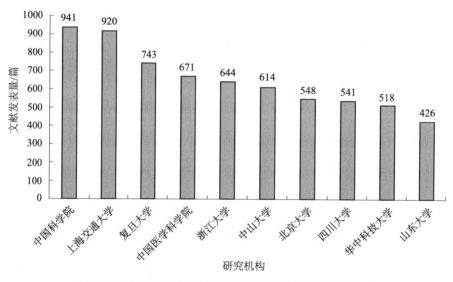

图 3-10　我国基因治疗文献数量排名位前的主要研究机构

（3）我国基因治疗主要基金资助。国家自然科学基金对我国基因治疗资助力度最大，占总基金资助的 68％，其他基金有 973 计划项目（9％）、中央高校基本科研业务费专项资金（3％）、科技部（3％）、新世纪优秀人才支持计划（2％）、中国博士后科学基金（2％）、江苏省自然科学基金（2％）、上海市科学技术委员会（2％）、教育部（1％）、863 计划项目等（1％），美国国立卫生研究院对我国基因治疗也进行了资助（7％）（图 3-11）。

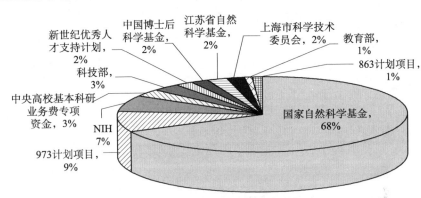

图 3-11　我国基因治疗主要基金资助情况

8. 我国基因治疗主要团队

我国基因治疗领域已经形成了一支科研与临床相结合的队伍，其中中国人民解放军第二军医大学、复旦大学、中国人民解放军军事医学科学院等机构研究实力较强（表 3-3）。

表 3-3　我国基因治疗主要团队

机构	姓名	研究领域	研究方向
中国人民解放军第二军医大学	曹雪涛	免疫学	以树突状细胞为重点的基础免疫学和新基因的发现及免疫新分子功能的研究、肿瘤免疫治疗和基因治疗的基础与临床研究
	章卫平	临床血液病学研究	利用基因打靶技术研究新型转录因子 ZBTB20 的体内生物学功能及其病理作用，主要探讨其在造血生成、血糖代谢和能量代谢等方面的调节作用及其机理
	于益芝	免疫学	肿瘤的免疫治疗和基因治疗以及树突状细胞的研究
	曹广文	预防医学	肿瘤遗传流行病学、肿瘤转移学、传染病分子流行病学、仿生医学
	戚中田	生物学、微生物学	微生物教学和肝炎病毒基因组结构与功能及致病与免疫等研究
	王全兴	基础医学、免疫学	免疫调节与移植免疫。主要研究移植排斥的免疫学机理及免疫耐受的诱导机制，包括新型抗移植排斥免疫制剂、诱导免疫耐受的新方法及新机制
	吴孟超	肝胆外科	肝癌、肝血管瘤等疾病的外科手术治疗
	钱其军	肿瘤	肿瘤的基因-病毒治疗、全长抗体基因治疗、肿瘤干细胞研究等

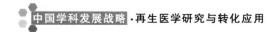
机构	姓名	研究领域	研究方向
四川大学	魏于全	生物治疗	肿瘤生物治疗的基础研究、应用开发与临床医疗实践
	卢铀	肿瘤学	肿瘤基础与临床研究；肿瘤的放化疗、生物靶向治疗及综合治疗
	邓洪新	基因治疗	组织工程；新基因的功能研究，恶性肿瘤基因治疗
	杨莉	基因治疗	缺血性疾病基因治疗
中国人民解放军军事医学科学院	吴祖泽	血液学	推进了国内胎肝移植与自体循环血造血干细胞治疗白血病的临床应用；深入研究了胎肝中刺激造血、刺激肝细胞生长及低分子抑瘤物等三类因子的纯化及生物学特性
	王立生	血液学	干细胞及基因治疗的基础与药物研究
复旦大学	薛京伦	医学遗传学	基因治疗研究，系统开展了 B 型血友病基因治疗基础和临床试验研究
	卢大儒	遗传学	肿瘤分子流行病学研究，糖尿病等代谢性疾病的分子遗传学和表观遗传学研究，基因检测和操作技术
	邱信芳	遗传学	血液病基因治疗
上海交通大学	陈诗书	分子生物学	生物化学、分子生物学、分子免疫学及恶性肿瘤基因治疗等
中国科学院上海生物化学研究所	刘新垣	基因治疗	构建溶瘤病毒（即肿瘤特异性的增殖病毒），癌症的靶向基因-病毒个性化治疗，肿瘤干细胞研究
	郑仲承	生物化学和分子生物学	生物化学和分子生物学研究，主要有"真核生物基因表达调节控制"
首都医科大学	徐群渊	神经科学	着重研究中枢神经系统与运动机能相关的结构、功能、损伤变性机制和修复途径，即从基因、细胞和组织工程不同科技层面对神经系统疾病进行应用基础研究
天津医科大学总医院	浦佩玉	神经肿瘤	胶质瘤分子生物学及基因治疗研究；进行了胶质瘤重要癌基因、抑癌基因及其信号通路的研究，并进行基因治疗、RNAi 技术和纳米技术在基因治疗和化学治疗中的应用基础研究
	康春生	神经外科	胶质瘤的基础与临床研究，胶质瘤非编码 RNA 分子分型与信号通路
上海市肿瘤研究所	顾健人	肿瘤	肝癌发生的分子机理及肿瘤基因治疗

续表

机构	姓名	研究领域	研究方向
华中科技大学同济医学院附属同济医院	林菊生	肝脏疾病	新型抗乙型肝炎病毒核苷类化合物的研究、乙型肝炎的核酶基因治疗、自身免疫性肝病（包括自身免疫重叠综合征）的临床诊断与治疗、肝纤维化的核酶基因治疗、肝硬化门脉高压遗传易感性与基因多态性的研究，肝癌发病的分子机制、肝癌早期诊断、预警复发转移蛋白质芯片的研制、肝癌的基因治疗等
华中科技大学同济医学院附属协和医院	杨述华	康复医学	股骨头缺血性坏死、颈椎病等
重庆医科大学	王志刚	影像医学	超声微泡造影剂携基因或药物治疗及声像图监控研究、超声组织定征研究、冠心病的复合超声心动图研究等
华侨大学	许瑞安	分子药物	分子药物学研究、癌细胞与基因疗法、口服基因疗法
	刁勇	分子药物	新药研究与开发，以及化学药、中药和生物制品等药品的生产与管理
北京大学医学部	汤健		心血管疾病基因治疗
	周爱儒	生物化学	原癌基因与心血管疾病的相关研究
首都医科大学	杨慧	帕金森病	帕金森病相关基因 α synuclein、PINK1、DJ1 的表达调控、致病机制、干预靶点及早期诊断意义的研究
南方医科大学珠江医院	黄宗海	外科	胃肠肿瘤基因治疗和抗肿瘤血管生成治疗，原位人工肛门器的研制和临床研究
哈尔滨医科大学	李殿俊	免疫学	肿瘤转移的分子机理及肿瘤抗原的提呈研究
第四军医大学附属唐都医院	周永兴	肝病的临床研究	丙型肝炎基因疫苗的研究，中、西药抗肝纤维化的研究
	张惠中	病理学与病理生理学	肿瘤靶向基因治疗
北京大学人民医院	王申五	分子生物学	遗传病和白血病有关基因的分析、基因的表达、基因的转染与细胞凋亡
中国人民解放军第三〇二医院	成军	肝病的基础研究	肝炎病毒与肝细胞之间相互作用的分子生物学机制
	王福生	肝病	肝脏疾病基因治疗
山东医科大学	刘贤锡	分子生物学	肿瘤分子生物学，主要从事肿瘤发病的分子机理以及基因诊断和基因治疗的研究

二、国际发展状况与趋势

基因治疗的靶细胞主要分为两大类：体细胞和生殖细胞。目前开展的基因治疗只限于体细胞。生殖细胞的基因治疗是将正常基因直接引入生殖细胞，以纠正缺陷基因。这样，不仅可使遗传疾病在当代得到治疗，而且还能将新基因传给患者后代，使遗传病得到根治，但生殖细胞的基因治疗涉及的问题较多，技术也较复杂，因可能引起后代遗传变异，受到伦理和技术上的限制。因此，目前更多的是采用体细胞基因治疗，体细胞应该是在体内能保持相当长的寿命或者具有分裂能力的细胞，这样才能使被转入的基因能有效地、长期地发挥"治疗"作用。因此，干细胞、前体细胞都是理想的转基因治疗靶细胞。以目前的观点看，一方面骨髓细胞是能满足以上标准的靶细胞，而骨髓的抽取、体外培养、再植入等所涉及的技术都已成熟；另一方面，骨髓细胞还构成了许多组织细胞（如单核巨噬细胞）的前体。因此，不仅一些涉及血液系统的疾病，如腺苷脱氨酶缺乏症、珠蛋白生成障碍性贫血、镰状细胞贫血、CGD 等以骨髓细胞作为靶细胞，而且一些非血液系统疾病如苯丙酮尿症、溶酶体贮积症等也都以此作为靶细胞。除了骨髓以外，肝细胞、神经细胞、内皮细胞、肌细胞也可作为靶细胞来研究或实施转基因治疗。

1. 基因治疗研究曲折前行

1990 年，美国国立卫生研究院的 Freuch Anderson 博士开始了世界上第一个真正意义上的基因治疗临床试验，这是人类第一个对遗传病进行体细胞基因治疗的方案，所治疗的疾病是腺苷脱氨酶缺乏导致的重度联合免疫缺陷病（severe combined immunodeficiency disease，SCID）。通过重组逆转录病毒载体将正常腺苷脱氨酶基因转入患者的白细胞，并在体外扩增后用静脉输注的方法进行基因治疗，该疗法获得了初步的临床成功并观察到了明显的疗效，致使世界各国都掀起了基因治疗的研究热潮。早在 1991 年美国政府就投入 5800 万美元用于基因治疗研究，而在这之前的 4 年时间里美国政府每年对基因治疗的投入达到了 1500 万～4000 万美元。1999 年，法国巴黎内克尔儿童医院利用基因治疗使数名患有 X 连锁重症免疫缺陷病（X-linked severe combined immunodeficiency，SCID-X1，又称"气泡男孩症"）的婴儿恢复了正常的免疫功能，取得了基因治疗临床试验开展以来最大的成功。2010 年 7 月 22 日，《新英格兰医学杂志》（*The New England Journal of Medicine*）发表专题文章对该疗法进行了总结：法国巴黎内克尔儿童医院的研究人员从 1999 年开始，对平均 7 个月大的 9 名男婴实施基因治疗，在 9 年后，1 名男孩因患白血病死去，其他 8 名男孩的淋巴细胞水平都达到了正常并存活下来。这种疗法的最大副作用就是可能导致白血病，幸存的 8 人中有 3 人患有白血病。基因疗法在治疗"气泡男孩症"方面已取得了临床上的成功，尽管存在安全性问题，但欧盟依然批准了这一最早开展研发的干细胞基因治疗药物（Strimvelis）。

2004 年 1 月，深圳赛百诺基因技术有限公司将世界上第一个基因治疗产品"今又生"正式推向市场，这是全球基因治疗产业化发展的里程碑。2008 年在英国和美国开展的两项独立的 RPE65 基因治疗 Leber's 遗传性先天性视网膜病的 I 期临床试验结果表明，该基因疗法可以显著改善先天性黑矇和其他视网膜病变所致的盲目患者的视力，结果还表明如对年轻患者使用更大的剂量会取得更好的治疗效果，以上两项独立研究同期发表在国际权威杂志《新英格兰医学杂志》上。2009 年艾滋病的基因治疗临床试验也取得了重大进展，有报道发现给患者输注 OZ1 基因修饰的自体 CD34$^+$ 干细胞，可阻止艾滋病病毒的繁殖和感染其他细胞，使患者的免疫系统逐渐恢复并对艾滋病毒产生免疫，初步的临床试验结果证明该基因治疗方案是安全、有效的，结果发表在国际权威杂志《自然·医学》（Nature Medicine）上。2009 年，来自法国、德国和美国的研究人员利用基因治疗 X 染色体连锁性疾病——肾上腺脑白质营养不良症（ALD），取得了重大突破。他们利用慢病毒载体将 ABCD1 基因导入造血干细胞内，然后给肾上腺脑白质营养不良症患者移植 ABCD1 基因修饰的造血干细胞。临床试验发现，治疗两年之后患者体内可以检测到正常的 ALD 蛋白表达，患者的症状也得到了明显改善。该临床试验研究结果发表在 2009 年 11 月的《科学》杂志上。该基因治疗技术除了治疗致命性脑病外，在遗传性失明和免疫系统失调疾病等的治疗方面也取得了进展，基因治疗进入了新的发展阶段。这些重大的基因治疗技术的突破使得基因治疗新手段入选美国《科学》杂志 2009 年度十大科学突破之一，《科学》杂志发表了专栏"A Comeback for Gene Therapy"。

2011 年年初，《柳叶刀·神经病学》（Lancet Neurology）杂志上的一份研究报道称一项帕金森病的基因治疗试验改善了部分患者的运动障碍，直到目前还没有出现任何的安全问题。这是科学家们针对帕金森病展开的第一个双盲临床试验，显示了基因治疗在神经系统变性疾病中的应用潜力。2011 年 1 月，《自然评论·药物发现》（Nature Reviews Drug Discovery）杂志报道了国际生物医药巨头 Amgen 公司以 10 亿美元的价格收购了专业的基因治疗公司——BioVex 公司，而 BioVex 公司的主打产品为粒细胞-集落刺激因子（GM-CSF）修饰的疱疹病毒产品 OncoVEX-GM-CSF，显示了基因治疗受到国际大制药公司的青睐，目前该产品正在进行Ⅲ期临床试验研究，取得了较好的临床治疗效果。2015 年美国 FDA 和欧盟批准该溶瘤病毒上市，从而成为美国第一个上市的肿瘤基因治疗药物。欧洲 Ark 公司研制的基因治疗制剂——ADV-TK（商品名为 Cerepro®）在法国和芬兰被批准有条件上市，用于恶性脑胶质瘤术后辅助治疗。Ⅱ期临床试验结果显示经过 ADV-TK 治疗的患者生存期明显延长，同时对前列腺癌患者的Ⅱ期临床研究显示 ADV-TK 联合放疗较单纯放疗显示了更好的临床疗效，目前该产品已经进入Ⅲ期临床研究阶段。我国学者自主研发的 ADV-TK 已经完成了Ⅱ期临床研究，结果显示 ADV-TK 基因治疗制剂对肝癌、难治复发性头颈癌都具有显著疗效，患者耐受性较好，不良反应程度较轻微，特别是对肝癌肝移植后患者的治疗效果更显著，ADV-TK 治疗组患者 3 年生存率为 69.6%，对照组为 19.9%，主要的临床试验结果发表在《临床癌症研究》（Clinical Cancer Research）杂志上，并成为该杂志当期的亮点文章。目前该产品正在开展肝癌、脑胶质瘤的Ⅲ期临床试验。

自 2004 年全球第一个基因治疗产品问世以来，基因治疗取得的多项技术突破显示出基因治疗将迎来产业化发展的重要时期，未来将会有多个基因治疗产品在美国、欧洲、中国等国家或地区批准上市，用于恶性肿瘤、遗传性疾病等的治疗。2012 年，欧洲药品管理局人用医药产品委员会首次批准了治疗家族性脂蛋白酯酶缺乏症的基因治疗药物 Glybera，这是基因治疗的一个里程碑事件。干细胞基因治疗腺苷脱氨酶导致免疫缺陷疗法 Strimvelis 获欧盟批准，也代表着基因治疗已经进入临床应用的产业化阶段。

2. CAR-T 与 CRISPR 等技术有望助力基因治疗获得新的突破

在肿瘤基因治疗方面，近年嵌合抗原受体 T 细胞免疫疗法（CAR-T 疗法）取得较大突破，初步临床试验获得成功，靶向 CD19 分子的 CAR-T 细胞治疗 B 细胞来源的血液系统恶性肿瘤初显疗效。CAR-T 细胞是将嵌合抗原受体（CAR）导入 T 细胞中从而产生的肿瘤特异性 T 细胞。作为一种免疫细胞治疗方案，一旦 T 细胞表达这种受体，便可用单个融合分子与抗原进行特异性结合从而激活 T 细胞。有多项细胞免疫治疗方法进入临床阶段：2014 年美国生物制药公司 Unum Therapeutic 的通用 T 细胞免疫疗法药物 ATTCK20 将和 Rituxan 联用用于慢性淋巴细胞白血病（CLL）的治疗并进入临床试验阶段；美国 FDA 批准诺华 CAR-T 免疫疗法 CTL019 突破性疗法认定；此外，Juno Therapeutics 用于复发性或难治性 B 细胞急性淋巴细胞白血病治疗的 JCAR015 也获得了美国 FDA 的突破性疗法认定。因此，CAR-T 细胞技术被认为是最有前景的肿瘤细胞免疫治疗方法。2013 年肿瘤细胞免疫治疗也被《科学》杂志评为年度十大科学突破之首。日本政府为了推进肿瘤免疫细胞治疗的产业化，出台政策完成 I 期临床便可上市销售。

2013 年《科学》等杂志报道了下一代 CRISPR 技术的开发和应用，该技术迅速成为分子生物学研究热点，被评为《科学》杂志 2013 年度十大科学突破之一。CRISPR 技术是一种 RNA 诱导的获得性免疫系统，发现于细菌和古生菌中，用来抵抗外来病毒或质粒的入侵。该系统由成簇间隔的短回文重复序列和 Cas 基因 （CRISPR-associated genes） 组成。CRISPR/Cas 系统首先产生与靶标序列对应的 RNA 序列，与病毒或质粒的 DNA 进行互补作用，然后引导 Cas 内切酶对互补的序列进行双链切割。相对于以往通过酶学进行基因编辑，CRISPR/Cas 载体的构建具有高通量、高效率的特点。基因组定点编辑技术有望广泛应用于合成生物学，通过直接或多路径干扰基因网络，为体内外靶向性基因治疗提供重新编辑基因组序列信息的通用工具，在生物技术和医学应用中具有很大的潜力。

CRISPR 技术在不同的生物如大肠杆菌、酵母、水稻、拟南芥、烟草、斑马鱼、人、小鼠和猪等生物中都成功验证了这项技术的功能性，涵盖单基因敲除、外源基因插入、基因靶向修复、多基因敲除、大片段敲除和调控基因表达等。2014 年，南京大学模式动物研究所利用 CRISPR 技术对食蟹猴基因组进行了修饰，这是人类首次将基因编辑技术应用在灵长类动物中，对人类遗传性疾病的基因治疗具有里程碑式的意义。英国洛桑研究所构建了小鼠基因组 CRISPR 导向 RNAs 文库，可靶向基因组中的绝大多数基因。两个实验室构建了针对人类基因组的 sgRNA 文库，实现了基因组编辑技术在人全基因水平上的应用。

基因治疗的对象已从最初的单基因遗传病扩展到恶性肿瘤、心血管疾病、感染性疾病等人类重大疾病。全世界每年用于基因治疗的总投资为 10 亿～20 亿美元，主要集中在美国，其次在欧洲，中国对基因治疗的投入也非常大。基因治疗面临的科学问题主要是安全性与靶向性，基因治疗靶向性问题代表了当前基因治疗领域的关键科学问题，靶向性差已成为制约基因治疗发展的瓶颈问题，也是大多数基因治疗疗效有待提高的关键。但非病毒载体目前存在的最大问题是转染效率低、靶向性差，因此对非病毒载体进行靶向性改造，以增强治疗基因在靶组织和细胞的特异性输送，是基因治疗非病毒载体改造的重要发展方向。

三、我国发展状况

我国基因治疗基础研究和临床试验开展得较早，起点高。早在 20 世纪 70 年代，中国医学科学院的吴旻院士就提出未来可通过基因治疗的方式对遗传性疾病进行治疗，1985 年他再次撰文指出基因治疗的重要目标是肿瘤的治疗。我国也是世界上较早开展基因治疗基础研究和临床试验的国家，基本与世界同步。复旦大学遗传学研究所从 1987 年就开展了 B 型血友病的基因治疗研究，1991 年我国科学家进行了世界上首例 B 型血友病的基因治疗临床试验，先后已有 4 名 B 型血友病患者接受了基因治疗，患者在治疗后体内 IX 因子浓度上升，出血症状减轻，取得了安全有效的治疗效果，这项研究在整体上居世界先进水平，这也是我国第一个基因治疗临床试验方案。之后我国对单基因遗传病、恶性肿瘤、心血管疾病、神经性疾病、艾滋病等多种人类重大疾病展开了基因治疗基础和临床试验研究。

我国从"八五"到"十二五"期间一直都非常重视基因治疗基础研究、关键技术的开发及临床试验方案的研究。二十余年来，我国基因治疗研究在 863 计划、973 计划、国家重大新药创制等科技计划的大力资助下，从基因治疗的基础研究、临床试验到临床应用都取得了可喜的成绩，培养了一大批从事基因治疗的优秀人才，有十多个国家重点实验室和国家工程中心、多家大型的研究型医院及十多家颇具研发实力的生物医药公司从事基因治疗技术和临床治疗方案研发工作，在国际基因治疗研究、临床试验等领域占据了重要的地位。特别是在基因治疗临床应用方面我国走在世界前列，我国自主研制的"重组腺病毒 p53 注射液"（商品名"今又生"）和"重组人 5 型腺病毒注射液"（商品名"安柯瑞"）在全世界率先上市，并制定了基因治疗产品和临床应用的相关国际标准，在国际上引起较大的反响，受到国际学术界的广泛关注和高度评价。随着基因治疗的快速发展，我国还将有更多基因治疗药物进入临床应用阶段。

在基础研究方面，基因治疗也得到了 973 计划的重点资助。2004 年，973 计划将"基因治疗的应用基础研究"列入了重点资助项目。该项目由四川大学生物治疗国家重点实验室牵头承担，包括了国内 20 多家在基因治疗研究领域颇具实力的研究单位，主要针对基因治疗所需的高效、安全、靶向导入系统（包括病毒和非病毒导入系统），基因定点整合和原位修复，治疗基因靶向性、选择性表达等基因治疗所涉及的重大科学问题进行联合研究。项目基础研究的突破推动了我国基因治疗药物的发展，项目获得基因治疗新药临床试验批文 5 项，还有 10 多项很有应用前景的基因治疗候选新药正在临床试验申报中或在进行中试生产和安全性评价，有望为肿瘤、遗传性疾病、感染性疾病等重大疾病的治疗提供有效的基因治疗药物。该基因项目的实施推动了我国基因治疗研究的迅速发展，奠定了我国基因治疗研究在国际上的地位。后续基因治疗基础研究将围绕基因治疗靶向性这个核心和瓶颈问题，从基因导入系统、定点整合、原位修复、选择表达调控、基因沉默等关键科学问题和重要环节入手，更加深入地开展研究，并将可能取得的技术突破应用于肿瘤、心血管疾病、遗传病、艾滋病等重大疾病的治疗研究中，为我国基因治疗的基础研究和临床实践提供理论及关键技术支撑。

我国 863 计划和国家重大科学研究计划都非常重视基因关键技术、重点产品和临床治疗方案的研发。在"十五"期间，863 计划共资助了 22 项基因治疗相关课题，总经费超过 1000 万元，涉及恶性肿瘤、心血管疾病、糖尿病、自身免疫性疾病、帕金森病等重大疾病的治疗，以及重组病毒载体的规模化生产、基因定点修复、RNA 干扰、基因治疗动物模型的制备等基因治疗关键技术的研发。在"十一五"期间，863 计划专门设立了"重大疾病的基因治疗"和"生物治疗关键技术及规模化制备"重点项目，总资助经费 6000 万元，参加单位包括国内 20 多家从事基因治疗研究及产品开发的优势单位，主要从事恶性肿瘤、心血管疾病、遗传性疾病基因治疗重点产品的研发，基因治疗表达载体及导入系统的规模化制备，基因治疗新靶点研究，基因治疗疾病动物模型研究，基因的定点重组和原位修复等多项基因治疗关键技术研究，经过该项目的研究，已经储备了一大批具有自主知识产权、优秀的技术和项目，多个自主研发的基因治疗产品处于不同的临床试验阶段。在"十二五"期间，863 计划设立了"基因治疗关键技术及产品研发"主题项目，参加单位包括十多家国内从事基因治疗研究的优势单位，该项目针对恶性肿瘤、心血管疾病、遗传性疾病等重大疾病，重点开展基因治疗的临床试验方案、临床前研究、关键技术等研究，根据项目不同的成熟度、不同的治疗技术和不同的治疗病种设立了 10 个相互联系、互有不同的研发重点课题，希望通过该项目的实施，重点开展 3~5 个基因治疗产品的Ⅲ期临床试验研究，完成 1~2 个基因治疗产品的全部临床试验并进入临床治疗阶段，并在肝癌、头颈部肿瘤的治疗方面取得重点突破。此外，国家新药创制重大科技专项、国家传染病重大科技专项、国家自然科学基金等也对基因治疗关键技术和重点产品进行了重点资助。

经过 20 多年的发展，我国基因治疗取得了多项重要的进展，部分处于国际领先地位。我国已经储备了一大批优秀的基因治疗技术和项目，截至 2012 年 6 月，我国已经有 18 个基因治疗制剂或临床试验方案批准上市或进入了临床试验阶段，其中 8 个基因治疗产品已经进入Ⅱ期和Ⅲ期临床试验阶段，另外还有 40~50 项创新的基因治疗方案处于临床前研究阶段，数百个项目处于实验室研究阶段，这些项目大多数都具有原始创新性，具有自主的知识产权，并申请了相关的专利进行保护。例如，我国研制的 ADV-TK 基因治疗制剂是目前世界上新一代的、具有我国自主知识产权的基因治疗制剂，对肝癌、脑胶质瘤等多种恶性肿瘤具有良好的治疗前景，已完成Ⅱ期临床试验，正在进行Ⅲ期临床试验。我国自主研制的 KH901 是新一代用于治疗肿瘤的工程化溶瘤腺病毒，它能选择性地在肿瘤细胞中复制，具有靶向性溶瘤及有效刺激机体免疫系统，诱导持久抗肿瘤免疫双重治疗作用，已完成Ⅱ期临床试验，进入Ⅲ期临床试验阶段。我国学者针对肿瘤血管内皮抑素——endostatin 开发的抗肿瘤血管基因治疗产品在进行Ⅱ/Ⅲ期临床试验研究。我国在心血管基因治疗方面也取得了重要进展，我国学者开展了重组人肝细胞生长因子 *Ad-HGF* 基因治疗缺血性心脏病的临床试验研究，Ⅰ期临床试验结果表明重组腺病毒-肝细胞生长因子注射液（*Ad-HGF*）是一种疗效明显且低毒的基因治疗制剂，该产品正在开展Ⅱ期临床试验研究。我国在遗传性疾病基因治疗方面开展了富有成效的研发工作，复旦大学从 1987 年就开展了 B 型血友病的基因治疗研究，1991 年他们进行了世界上首次 B 型血友病的基因治疗特殊临床试验，2003 年以来，他们利用 AAV-hFIX 肌肉注射治疗 B 型血友病，Ⅰ期临床试验证明 AAV-hFIX 治疗 B 型血友病是安全、有效的。我国已经建立了基因治疗病毒载体大规模制备、质粒 DNA 大规模制备、基因治疗导入技术、基因治疗制品质量控制等重大技术平台，为基因治疗研发和临床应用奠定了坚实的基础。目前，我国基因治疗技术产业已初具规模，并呈现出良好的发展态势，在发展中国家和亚洲国家中处于领先地位。我国很多生物治疗制剂已经进入了中试生产阶段，并有很好的技术平台、人才优势，这些都标志着我国的基因治疗在国际上有重要的影响力，也是我国新兴的疾病治疗技术在国际上具有优势地位的领域之一。

四、基因治疗产业

基因治疗技术基本成熟。自 2006 年以来，基因治疗在科研领域取得很多进展，重要成果均发表在国际顶级期刊上，该技术逐渐成熟并受到学术界的认可。从临床试验的统计来看，基因治疗的安全性和有效性有了很大的进步，且适用范围也从早期的单基因遗传疾病扩展到癌症、心血管疾病等重大治疗领域。基因治疗受到美国 FDA、欧洲药品管理局等监管机构的青睐。美国 FDA 下属的生物制品评价和研究中心在 2014 年、2015 年分别授予三个在研基因治疗药物突破性疗法资格（breakthrough therapy designation）。该资格是一个快速通道，能够帮助在研药物获得优先审评并加速批准。欧洲药品管理局则于 2012 年率先批准了基因治疗产品 Glybera 上市销售，使之成为第一个在西方国家被批准上市的基因治疗产品。

1. 技术逐渐成熟，受到学术界认可

基因治疗的概念在 1972 年由 Fridemann 和 Roblin 首先提出。20 世纪 80 年代病毒载体技术得到发展突破以后，推动基因治疗产品 20 世纪 90 年代进入临床试验阶段。但早期的治疗方案仅限于罕见的单基因突变遗传病，且研究者对基因治疗的副作用认识不足，研究进展相对缓慢。尤其是在 1999 年，患者 Andrew Gobea 死于基因治疗临床试验的事件引发了美国 FDA 对该疗法从技术角度和伦理学角度进行重新评估，使得大部分研究者和投资者离开了基因治疗领域。但相关技术的进步并没有因此而中断。尤其是在 2006 年以后，基因治疗在科研领域取得很大进展，重要成果均发表在国际顶级期刊上，基因治疗逐渐被学术界重新认可。从当前临床试验的统计数据来看，基因治疗的安全性和有效性是有保证的。

依据 clinicatrial. gov 的注册结果，目前全球正在进行的基因治疗的临床试验共 3784 项，其中正在进行的 1478 项，其中已经完成Ⅰ期安全性测试的临床试验 1020 项，完成Ⅱ期安全性＋有效性测试的临床试验 1287 项，Ⅲ期 301 项，Ⅳ期 243 项，且大部分临床试验在监管严格的北美与欧洲进行。同时，从临床试验的适应证角度来看，基因治疗也从早期仅针对罕见的单基因遗传疾病扩展到癌症、心血管疾病、免疫缺陷等市场容量较大的治疗领域，充分显示了该项技术市场前景的广阔。

2. 基因治疗产品已经问世

美国 FDA 在其生物制品评价和研究中心下设细胞、组织和基因治疗办公室（the Office of Cellular, Tissue and Gene Therapies, OCTGT），专门负责相关产品的审查。并且成立细胞、组织和基因治疗顾问委员会（the Cellular,

Tissue and Gene Therapies Advisory Committee，CTGTAC），帮助指导相关产品的评估。

2014 年和 2015 年，Calledon、Spark Therapeutics、Bluebird Bio 公司在研产品 MYDICAR、SPK-RPE65 和 LentiGlobin 分别获得美国 FDA 授予的突破性疗法资格。突破性疗法资格旨在加速开发及审查治疗严重的或威胁生命的疾病的新药。作为继快速通道、加速批准、优先审评以后美国 FDA 的又一个新药评审通道，获得突破性疗法资格认证的药物开发能得到包括美国 FDA 高层官员在内的专家更密切的指导，保障在最短时间内为患者提供新的治疗选择。根据公开数据，FDA 的生物制品评价和研究中心目前只给予 9 个在研产品突破性疗法资格。基因治疗是获得该资格最多的领域之一，美国 FDA 继 2015 年批准 T-Vec 上市后，又宣布给予基因治疗公司 AveXis 在研新药 AVXS-101 突破性疗法认定。AVXS-101 是 AveXis 公司的首个基因治疗产品，用于治疗 I 型脊髓性肌萎缩症的儿童患者。

欧洲药品管理局对基因治疗也持相当的肯定态度。首先，在欧盟开展的基因治疗临床试验多达 520 个，仅次于北美。其次，欧洲药品管理局于 2012 年批准了 Unique 公司用于治疗家族性脂蛋白酯酶缺乏症的产品 Glybera 在欧盟上市销售，使 Glybera 成为第一个被批准在西方国家上市销售的基因治疗产品。2016 年，欧洲药品管理局批准了英国葛兰素史克公司和意大利科学家联合开发的首个用于治疗儿童免疫疾病的基因治疗药物 Strimvelis。这标志着基因治疗已经从临床试验阶段进入临床应用阶段。欧美监管机构友好的态度将加速基因治疗产品的上市，促进市场的成熟。

3. 基因治疗市场前景光明

基因治疗在海外受到学术界、监管机构和投资者的三重认可，该项技术市场前景广阔。尤其是基因测序在临床上的广泛应用有望成为基因治疗市场成熟的催化剂，因为通过基因测序能够发现更多基因缺陷型的患者，从而给基因治疗技术的应用提供空间。

从事基因治疗研发的公司自 2013 年以来即受到欧美资本市场的追捧。基因治疗技术至今的融资额度超过 6 亿美元，其中包括 IPO、VC 直投等方式（表 3-4）。

同时，Celgene、Bayer、Pfizer、Sanofi 等大药厂也通过合作研发或者市场权利买断等方式向基因治疗领域投资（表 3-5）。在美股 IPO 的 5 家基因治疗研发型公司，上市至今的股价涨幅在 53%～595%，显示出基因治疗概念是当前美国生物技术领域投资的热点。基因治疗在美股的上市标的有 BLUE、QURE、CLDN、AGTC 和 AAVL 等公司。其中，BLUE 是基因治疗领域的龙头公司，其针对 β 地中海贫血的在研产品市场潜力大，且被美国 FDA 授予突破性疗法资格，产品有望在 3~5 年内贡献业绩；QURE 公司的 Glybera 是西方国家第一个获得上市批准的基因治疗产品，并于 2015 年开始贡献业绩；CLDN 公司专注于将基因疗法运用于晚期心衰患者，其在研产品 MYDICAR 获得美国 FDA 突破性疗法资格；AGTC 致力于运用基因疗法治疗罕见的眼科遗传病，公司针对 5 种不同眼科疾病进行基因疗法研发，有望成为眼科基因治疗专业公司。

表 3-4　主要基因治疗公司的融资情况

公司	主要产品治疗领域	融资额度/百万美元	融资方式
Bluebird Bio	β-地中海贫血	116	IPO
Celladon	慢性心力衰竭	51	IPO
Uniqure	家族性脂蛋白酯酶缺乏症	92	IPO
Avalanche Biotechnologies	老年黄斑变性	102	IPO
Applied Genetic Technologies	遗传性眼科疾病	50	IPO
Gensight Biologics	遗传性眼科疾病	41	VC
Audentes Therapeutics	X 染色体连锁肌小管病变	30	VC
Spark Therapeutics	遗传性视网膜营养不良	50	VC
Dimension Therapeutics	血友病	>10	VC
Juno Therapeutics	癌症	120	VC
Voyager Therapeutics	帕金森病	45	VC
Nightstarx	遗传性视网膜营养不良	20	VC

表 3-5　大型制药企业与基因治疗研发公司的合作情况

出资方	合作方	合作领域	投资时间	潜在最大投资/百万美元
Celgene	Bluebird Bio Avalanche	癌症治疗	2013 年 3 月	225
Regeneron	Biotechnologies	眼科疾病	2014 年 5 月	640
Bayer	Dimension Therapeutics	A 型血友病	2014 年 6 月	252

续表

出资方	合作方	合作领域	投资时间	潜在最大投资/百万美元
Pfizer	Spark Therapeutics San Raffaele-Telethon	B 型血友病	2014 年 12 月	260
Biogen Idec	Institute for Gene Therapies	A 型、B 型血友病	2015 年 2 月	5＋2 年研发经费
Sanofi	Voyager Therapeutics	帕金森病及其他神经相关疾病	2015 年 2 月	845

第二节　干　细　胞

干细胞是一类具有自我更新能力、在特定的条件下可以分化成不同类型功能细胞的原始细胞。干细胞包括多能干细胞和专能干细胞等类型。多能干细胞来源包括胚胎干细胞、成体干细胞和 iPS 细胞。专能干细胞来源主要为成体干细胞。胚胎干细胞来源于胚胎囊胚期的内细胞团，能够在体外大量增殖，具有很强的自我更新能力和多胚层分化潜能。胚胎干细胞的定向诱导分化为细胞替代性治疗提供了可能的细胞来源，但免疫排斥和伦理学问题限制了其应用。脑、骨髓、外周血、血管、骨骼肌、皮肤和肝脏等成体组织都有组织特异的成体干细胞。其中，造血干细胞是应用最早的成体干细胞，目前已广泛应用于白血病、肿瘤、免疫缺陷及珠蛋白生成障碍性贫血等疾病的治疗。但大部分组织成体干细胞分离和体外培养扩增仍然较为困难，从而限制了其大规模临床应用。iPS 细胞是近期全球研究热点，2006 年日本京都大学教授山中伸弥等通过转染四个转录因子将小鼠成纤维细胞重编程为 iPS 细胞，随后通过同样的转录因子获得了人 iPS 细胞。iPS 细胞转化表观遗传学调控的机制研究不断深入，新的诱导手段也不断发展。iPS 细胞具有胚胎干细胞的生物学特性，包括自我更新的能力和三胚层分化的潜能，为细胞替代治疗开辟了全新的领域。目前 iPS 细胞已在糖尿病、肝病、神经疾病、眼部疾病等领域开展了临床前研究。

干细胞的种类及其在再生医学中的应用方向见表3-6。以胚胎干细胞的研究为开端，各种类型干细胞的重要性开始受到瞩目。随着各种干细胞及其调控生长因子陆续被发现，干细胞技术及产品已经成为再生医学研究领域的主流和基础。

一、干细胞文献评价

在各国政府的推动下，再生医学研究在近年获得巨大发展，干细胞作为再生医学最具活力的研究领域得到非常快的发展。干细胞是一类具有自我更新和分化潜能的细胞，在生命科学、新药试验和疾病研究这三大领域中具有巨大的研究和应用价值，现已广泛应用于医药再生细胞替代治疗和药物筛选等，成为世界关注和研究的焦点。干细胞研究成为中国与世界前沿最为接近的研究和产业领域，以下从文献、专利及临床研究等方面，对干细胞的研究格局与现状进行评估。

表 3-6　干细胞种类来源与应用方向

干细胞来源分类	干细胞种类	组织来源	应用方向
成体组织	造血干细胞	脐带血	造血细胞、血液代用品等
		骨髓	造血干细胞移植、输血、再生骨骼肌
		胎盘	肝脏细胞分化等
		外周血	造血干细胞移植等
	间充质干细胞	骨髓	促进骨、软骨及骨髓基质的功能修复等
		脂肪组织	治疗关节炎及软骨损伤等
		脐带	心脏疾病治疗等
		牙髓等	牙周炎等
	多能干细胞	胎盘	分化为心肌、神经、胰腺、骨等
	骨骼肌干细胞	骨骼肌	外科整形等
	脑干细胞	大脑	治疗帕金森病和阿尔茨海默病等
	肝脏干细胞	肝脏	肝再生修复等
	胰腺干细胞	胰腺	治疗糖尿病等
胚胎	胚胎干细胞	早期胚胎	治疗帕金森病和阿尔茨海默病等
		胎儿组织	多发性硬化症、糖尿病治疗、脑卒中、关节炎、心脏病等疾病治疗
		核转移技术	肝脏移植、组织修复等
iPS 细胞	iPS 细胞	上皮细胞、成纤维细胞等	糖尿病、肝病、神经疾病、眼部疾病等；建立疾病模型

1. iPS 细胞成为发展热点

数据分析发现，2000 年以来干细胞各领域的研究发展迅速，我国近年干细胞研究文献增长速度要高于美国（图 3-12）。其中 iPS 细胞发展最快（图 3-13），在 2006 年后发展迅速，呈快速发展趋势。这主要因为 iPS 细胞研究是一个全新的领域，关于 iPS 细胞逆分化的机制、技术策略、生物学特性的研究突飞猛进。2007 年、2008 年和 2010 年美国《科学》杂志都将其评选为年度十大科学突破之一，成为近几年的热点领域。胚胎干细胞研究领域发展逐渐缓慢，在 2010 年之后呈下降趋势。成体干细胞研究较平稳，2000 年以来基本一直呈均衡发展趋势。

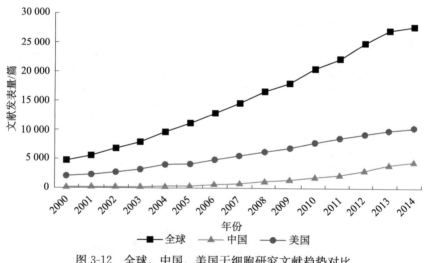

图 3-12　全球、中国、美国干细胞研究文献趋势对比

2. 美国、德国、中国三国研究实力较强

干细胞一直是各国在生命科学前沿的热点和最重视的领域之一，受各国政府政策支持及新的研究领域和方法的推动。2009 年美国奥巴马总统签署行政命令，宣布解除对用联邦政府资金支持胚胎干细胞研究的限制，2010 年首例人类胚胎干细胞疗法在美国进入临床试验。日本由于在多能干细胞领域的突破，也一跃成为该领域的先导。截至 2016 年，全球范围内已经有 11 个细胞产品获准临床应用。目前，美国、德国、中国、日本成为较为领先的国家，我国文献发表数量整体位于第三名（图 3-14）。其中，在 iPS、胚胎干细胞、

成体干细胞领域，美国的研究都发展较为迅速，发文量都位居第一。我国在iPS 细胞和胚胎干细胞领域研究也较为领先，发文量都位于第三名。在三个干细胞领域中，英国、加拿大、法国、韩国、意大利、西班牙、澳大利亚、荷兰等国家也较为领先（表 3-7）。

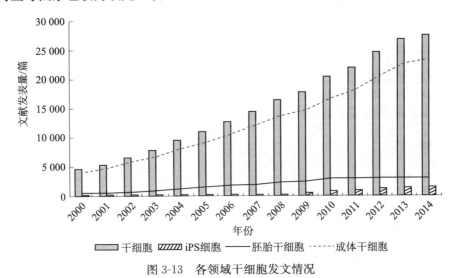

图 3-13　各领域干细胞发文情况

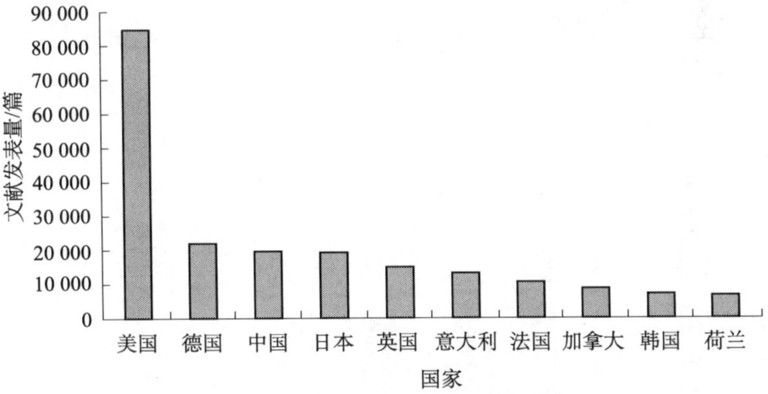

图 3-14　全球干细胞文献发表数量

表 3-7　各干细胞领域国家发文情况

排名	iPS 细胞		胚胎干细胞		成体干细胞	
	国家	文献数/篇	国家	文献数/篇	国家	文献数/篇
1	美国	3113	美国	12 149	美国	70 269

续表

排名	iPS 细胞		胚胎干细胞		成体干细胞	
	国家	文献数/篇	国家	文献数/篇	国家	文献数/篇
2	日本	1210	日本	2825	德国	18 732
3	**中国**	**837**	**中国**	**2491**	**中国**	**16 841**
4	德国	596	德国	2418	日本	15 224
5	英国	446	英国	2405	英国	12 568
6	韩国	275	加拿大	1295	意大利	12 481
7	西班牙	250	法国	1117	法国	9549
8	法国	244	韩国	975	加拿大	7309
9	意大利	216	澳大利亚	888	韩国	6535
10	加拿大	214	意大利	877	荷兰	5944

3. 美国、日本研究机构领先

美国大学干细胞研究独占鳌头，主要研究机构有美国哈佛大学、加利福尼亚大学系统、斯坦福大学、华盛顿大学、宾夕法尼亚大学、约翰·霍普金斯大学、密歇根大学等（图 3-15），此外日本的京都大学、东京大学，以及加拿大的多伦多大学、英国的伦敦大学等在再生医学研究领域的地位亦举足轻重。

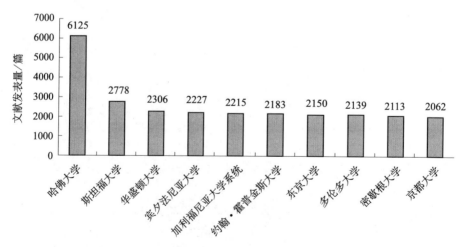

图 3-15　全球干细胞排名靠前的主要研究机构（Top 10）

　　哈佛大学是美国顶尖生物医学研究机构之一，也是美国最大的干细胞研究中心。哈佛大学用核转移技术（即体细胞克隆技术）培育针对不同疾病的胚胎干细胞系。哈佛大学干细胞研究所目前正在进行治疗糖尿病和神经萎缩病患者的胚胎干细胞研究。斯坦福大学干细胞生物学与再生医学研究所为全球最大的干细胞中心之一，其所长为欧文·韦斯曼（Irving Weissman）教授，该研究所发明了直接将实验鼠皮肤细胞转化为神经细胞的方法，在 iPS 细胞研究领域处于前沿地位。自 2006 年京都大学山中伸弥等首次报道通过特定的转录因子把小鼠成纤维细胞重新编程为多能干细胞后，日本 iPS 细胞研究获得了惊人的发展，东京大学干细胞生物学和再生医学中心主管中内宏光 2010 年成功利用人 iPS 细胞诱导培养出血小板。中国科学院在干细胞领域也成绩显著，特别是 iPS 细胞和胚胎干细胞领域，发文量分别位居第四和第九（表 3-8）。

表 3-8　各干细胞领域主要研究机构

排名	iPS 干细胞	胚胎干细胞	成体干细胞
1	加利福尼亚大学系统	加利福尼亚大学系统	加利福尼亚大学系统
2	哈佛大学	哈佛大学	美国国立卫生研究院
3	东京大学	东京大学	加利福尼亚大学
4	中国科学院	美国国立卫生研究院	哈佛大学
5	斯坦福大学	日本理化学研究所	霍华德·休斯医学研究所
6	日本科技厅	霍华德·休斯医学研究所	斯坦福大学
7	美国农业部	法国国家健康与医学研究院	匹兹堡大学
8	伦敦大学	多伦多大学	伦敦大学
9	加利福尼亚大学	中国科学院	乌特勒支大学
10	威斯康星大学	爱丁堡大学	宾夕法尼亚大学

4. 美国基金资助强度最高

　　根据资助基金在 SCI 数据库中的文献发表数量，干细胞领域资助最大的机构为美国国立卫生研究院，占到全球基金资助的一半，中国国家自然科学基金排名第二，占全球资助量的 18%，其他主要资助机构还包括美国国家科学基金会、欧盟、德国科学基金会、美国国家癌症研究所、日本文部科学省、日本学术振兴会、威康信托基金会、加拿大健康研究所，可以显示各国对干细胞研究的重视程度（图 3-16）。

我国非常重视干细胞技术领域的研究，《国家中长期科学和技术发展规划纲要（2006—2020 年）》中明确提出，"基于干细胞的人体组织工程技术"将成为未来 15 年中国前沿技术的重点研究领域，包括干细胞临床基础研究、植物细胞全能性与器官发生等方面的研究。在"十三五"国家重点研发计划中，率先部署和启动了"干细胞及转化研究"重点专项课题。

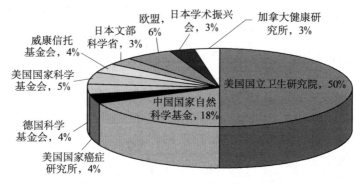

图 3-16　全球干细胞主要基金资助情况

5. 专利申请呈现快速上升趋势

在 SooPAT 专利数据库中检索干细胞国际专利情况，分析发现自 2000 年以来干细胞专利数量迅速增长，2011 年度专利数量为 2000 年的 5 倍。2009 年较 2008 年稍有下降，但又迅速上升，可能与多能干细胞研究的迅猛发展相关，在 2010 年干细胞专利申请达到峰值（由于专利申请获批周期较长，因此图中 2011 年干细胞专利数量开始下降只代表当前获准数量，并不能代表该领域的发展趋势）（图 3-17）。发达国家引领世界干细胞领域的研究前沿，尤其美国的专利数量远远超越其他国家，排名第一位，欧盟专利申请数量排名第二，另外，中国、澳大利亚、韩国、加拿大、日本也是申请专利较多的国家（图 3-18）。

从统计结果中可以看出（表 3-9、表 3-10），全球干细胞专利主要申请数量排名第一的是美国加利福尼亚大学系统，其专利申请量达到 395 件；其次是美国杰龙生物医药公司，其专利申请量达到 362 件；日本的京都大学实力也不能小觑，专利申请量也达到 333 件。干细胞专利较多的发明人是 Hariri Robert J.、Thomson James A.、Weiss Samuei 等。国内浙江大学干细胞专利申请量位居第一，达到 137 项；其次是协和干细胞基因工程有限公司，专利申请量达到 94 项；中国人民解放军军事医学科学院野战输血研究所、中国人民解放军第二军医大学等机构干细胞专利申请较为突出，主要发明人为裴雪涛、裴端卿、韩俊领、刘拥军等。

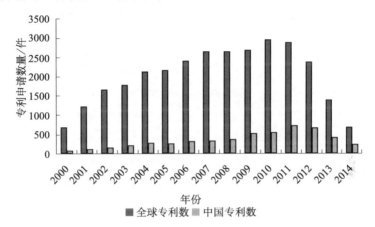

图 3-17　2000～2014 年度干细胞专利申请趋势

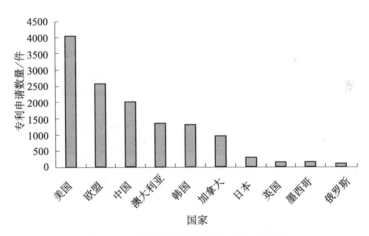

图 3-18　世界各国干细胞申请专利情况

表 3-9　世界和我国干细胞专利主要申请机构（Top 10）（单位：件）

世界主要申请机构	专利数	中国主要申请机构	专利数
加利福尼亚大学系统	395	浙江大学	137
美国杰龙生物医药公司	362	协和干细胞基因工程有限公司	94
京都大学	333	中国人民解放军军事医学科学院野战输血研究所	66

续表

世界主要申请机构	专利数	中国主要申请机构	专利数
威斯康星大学校友研究基金会	323	中国人民解放军第二军医大学	50
Anthrogenesis 公司	318	中国科学院广州生物医药与健康研究院	48
Osiris 诊疗公司	309	中国人民解放军第三军医大学第一附属医院	46
哈佛大学附属麻省总医院	283	西北农林科技大学	44
新加坡科技研究局	224	中国人民解放军第四军医大学	44
斯坦福大学	217	中国科学院上海生命科学研究院	41
美国斯克利普斯研究所	205	中山大学	40

表 3-10　世界和我国干细胞专利主要发明人（Top 10）（单位：件）

世界主要发明人	专利数	中国主要发明人	专利数
Hariri Robert J.	300	裴雪涛	72
Thomson James A.	247	裴端卿	41
Weiss Samuel	233	韩俊领	39
Itskovitz-Eldor Joseph	154	刘拥军	38
Yamanaka Shinya	154	田杰	38
Peled Tony	144	王韫芳	38
Hedrick Marc H.	129	曹谊林	36
Gold Joseph D.	115	南雪	35
Pittenger Mark F.	113	韩忠朝	34
Clarke Michael F.	112	邓宏魁	33

6. 我国干细胞发展研究趋势

我国干细胞研究近年来呈现持续迅猛增长态势（图 3-19），2014 年较 2000 年在 SCI 发文数量增长了近 100 倍。这与我国近年来在干细胞领域的科技投入与干细胞科学飞速发展具有很大关系。

我国干细胞领域的主要研究机构包括中国科学院、上海交通大学、中山大学、浙江大学、北京大学、中国医学科学院、北京协和医学院、香港大学、复旦大学、中国人民解放军第四军医大学、华中科技大学、中国人民解放军第三军医大学、南方医科大学等（表 3-11）。以中国科学院研究实力最为雄厚，发文量占我国总文献量的 7.20％。

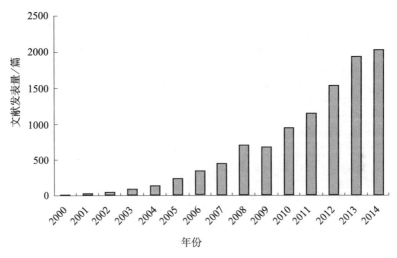

图 3-19　2000～2014 年我国干细胞领域 SCI 文献发展趋势

表 3-11　我国干细胞领域主要研究机构

机构名称	发文量/篇	占比/%
中国科学院	748	7.20
上海交通大学	687	6.61
中山大学	602	5.80
浙江大学	577	5.55
北京大学	518	4.99
中国医学科学院	449	4.32
北京协和医学院	445	4.28
香港大学	403	3.88
复旦大学	390	3.75
中国人民解放军第四军医大学	382	3.68
华中科技大学	340	3.27
中国人民解放军第三军医大学	326	3.14
南方医科大学	319	3.07

我国干细胞相关研究经费主要来自国家自然科学基金、973 计划，以及

参与美国国立卫生研究院资助研究，与美国的研究合作最为密切。我国已经具备了高水平的干细胞研究团队，涌现出多个以邓宏魁、周琪、裴端卿等为代表的引领学科前沿的干细胞带头人（表 3-12）。

表 3-12　我国干细胞研究领域主要团队

机构	姓名	研究领域	研究方向
北京大学生命科学院	邓宏魁	iPS 细胞	干细胞增殖分化的分子机理，2013 年小分子化合物诱导体细胞重编程为多能干细胞刊于《科学》杂志。2015 年发现细胞重编程 GATA 家族
中国科学院	周琪	iPS 细胞/胚胎干细胞	在国际上首次成功克隆大鼠，首次通过四倍体实验证实小鼠 iPS 细胞的发育多能性，发现决定小鼠 iPS 细胞多能性的关键基因决定簇等
中国科学院	裴端卿	胚胎干细胞/iPS 细胞	发现维生素 C 可以显著提高重编程的效率，阐明间充质表皮转换对重编程的发生是必需的，优化建立 iPS 细胞的培养基，建立疾病的 iPS 模型等
北京生命科学研究所	袭荣文	成体干细胞	成体干细胞特性维持的分子调控机制阐明 Wingless 信号通路参与调控果蝇小肠干细胞的自我更新，Psc 和 Su（z）2 通过调控 Wnt 信号通路抑制毛囊干细胞自我更新，TSC1/2 通过抑制分化维持果蝇生殖干细胞等
北京生命科学研究所	高绍荣	iPS 细胞	核移植和重编程。代表性的研究成果有：通过四倍体实验证实小鼠 iPS 细胞的发育多能性，建立疾病的 iPS 模型等
健康科学研究所	戴尅戎	成体干细胞	骨科临床和基础研究，在利用间充质干细胞结合生物材料治疗骨损伤方面取得重要成果
解放军总医院第一附属医院（基础研究）	付小兵	胚胎干细胞	创伤修复与组织再生；创伤弹道学、创伤修复与组织再生，严重创伤致多脏器损伤发生机制及其防治，以及生长因子生物学
中南大学（基础研究与临床研究）	卢光琇	胚胎干细胞	生殖工程与遗传工程的结合及干细胞领域
中南大学（基础研究与临床研究）	林戈	胚胎干细胞	胚胎快速冷冻、囊胚培养、辅助孵化等技术应用研究；人胚胎干细胞建系和诱导分化的研究，以及人类体细胞核移植的研究；人类干细胞国家工程中心人类胚胎干细胞库的组建

机构	姓名	研究领域	研究方向
华中科技大学同济医学院附属同济医院	张苏明	成体干细胞	脑血管疾病（脑卒中）和常见神经系统疾病中的疑难杂症诊治，包括记忆障碍、认知障碍、痴呆、头痛和神经症等
	胡文涛	iPS细胞	iPS细胞的实验研究
	方瑜	iPS细胞	抗肿瘤药物研究；iPS细胞的实验研究
	邱占东	iPS细胞	iPS细胞的实验研究
南方医科大学（基础研究与临床研究）	姚开泰	肿瘤病理生理	分子肿瘤病理学研究，鼻咽癌的基础及临床研究
天津市协和干细胞基因工程有限公司（基础研究）	黄家学	成体干细胞	造血干细胞、间充质干细胞及其他组织干细胞的组织特异性、归巢特异性研究，以及干细胞的体外扩增、定向分化研究
中国人民解放军军事医学科学院（基础研究）	裴雪涛	成体干细胞	干细胞与再生医学或组织工程或实验血液学
	吴祖泽	干细胞	血液干细胞
	毛宁	成体干细胞	干细胞分化与调控
	张毅	成体干细胞	干细胞分化与调控
	王韫芳	成体干细胞	干细胞或细胞治疗与组织工程
	陈虎	造血干细胞	白血病
北京大学人民医院	黄晓军	造血干细胞	血液病治疗
	许兰平	造血干细胞	血液病治疗

二、胚胎干细胞

1. 国际发展状况与趋势

胚胎干细胞的研究最早可追溯到1954年，人们通过小鼠卵巢来源的畸胎瘤移植后可以反复成瘤的实验，提出在畸胎瘤中存在一种"多能性胚胎癌细胞"，这类细胞能够分化为各类成熟的功能细胞，同时还有部分细胞始终维持未分化的特性。1970年，科学家将畸胎瘤消化成单细胞种植到小鼠腹腔，从腹水中成功分离到胚胎癌干细胞，从而揭开了多能干细胞研究的序幕。在随后利用胚胎癌干细胞开展发育的研究中，人们发现这类细胞核型异常，在体外长期传代后多能性会逐渐丧失。这些缺点限制了其进行基础研究和未来临床应用的可能性。因此，人们将注意力转向正常胚胎组织，期望从中分离原始胚胎干细胞，既具有自我更新和多向分化的能力，又不会向肿瘤转化。1980年，英国科学家马丁·伊文斯利用小鼠囊胚的内细胞团率先建立了第一株小鼠胚胎干细胞系。这类胚胎干细胞在体外条件下能够保持自我更新能力，具有正常的核型，移植到宿主体内仅产生良性畸胎瘤，而将其移植到四倍体胚胎中，能够形成子代小鼠个体所有的细胞，具有发育的全能性。至今，小鼠胚胎干细胞一直是研究发育最佳的体外模型，并且作为基因定点修饰的胚胎源性细胞载体，为研究基因在体内发育过程中的作用提供了有力的武器。另外，胚胎干细胞无限增殖和多向分化的特点也使人们意识到其有可能成为未来开展细胞替代治疗的重要资源。因此，科学家开始致力于研究获取人类胚胎干细胞系。继恒河猴、灵长类胚胎干细胞系的成功建立之后，1998年，汤姆森等率先从体外受精治疗后剩余的胚胎中分离出内细胞团，建立了人胚胎干细胞系，这一突破性进展在全世界范围内引起极大反响，被评为1998年世界十大科技成果之首。

1）胚胎干细胞多能性的分子机理

胚胎干细胞由于具有发育的多能性，从而成为遗传学和发育生物学研究的重要工具和模型，也为细胞治疗和再生医学奠定了基础。近年来主要基础研究进展包括：胚胎干细胞多能性维持机制的阐明，多能干细胞培养体系的开发和不同物种、不同多能性水平的多能干细胞系的建立。

胚胎干细胞的自我更新和分化多能性，是细胞内转录因子与细胞外分子介导的信号通路共同调控的结果。转录因子的活性直接调控着目的基因的表达，从而调控细胞的增殖、分裂、分化和凋亡。在胚胎干细胞中调控其维持干性的主要转录因子有Oct4、Sox2、Nanog等，它们通过复杂的相互作用网络调控干细胞多能性特异基因的表达。在胚胎干细胞中，Oct4的表达量被维持在一个精确的水平，才能来维持干细胞的多能性。胚胎干细胞的增殖与干性维持受多种信号通路的调节，这些信号通路选择性的关闭或活化状态，直接决定着胚胎干细胞是完成分化还是增殖。与胚胎干细胞多能性相关的信号通路主要包括LIF/gp130/STAT3信号通路、BMPs/Smads信号通路、Wnt信号通路、TGF/activin/nodal信号通路、Notch信号通路等。胚胎干细胞的增殖和分化的选择，是多种途径共同作用的结果。

许多研究都将焦点放在控制胚胎干细胞生物学的转录调控上。Ng Huck Hui证实了剪接调控因子SON调控了几个重要多能性基因的剪接，将剪接与干细胞生物学和多能性连接到了一起。该研究揭示了 SON 蛋白定位到核散斑体（nuclear speckles），调控了编码 Oct4、PRDM14、E4F1 和 MED24 等多能性调控因子的转录物的正确剪接，确保了 hESC 的细胞生存和多能性维持的新机制。

采用体细胞核移植技术（SCNT），利用成熟细胞可制造出人类胚胎干细胞。该技术将来自患者的体细胞核转移到预先去除细胞核的卵母细胞，这种方法能让体细胞重编程为干细胞。研究人员已成功将成年人的皮肤细胞制备成胚胎干细胞，分别将两份细胞的 DNA 提取出来，注入女性捐助者的卵细胞中，从而培育出囊胚，这是人类第二次成功地通过克隆的方法将成熟体细胞制备成胚胎干细胞，其重要意义不言而喻。

人类胚胎干细胞和 iPS 细胞的分化潜能并不完全相同。不同的干细胞系分别能够分化发育为内胚层、中胚层或外胚层。干细胞中的 *WNT3* 基因的表达水平预示了干细胞向内胚层分化的潜能。美国科学家发现高表达 *WNT3* 基因的干细胞更趋向发育为胰腺、肝脏和膀胱等组织及其细胞。高表达特殊基因可诱导干细胞并使之发育为所需要的不同类型组织。

2）胚胎干细胞的临床应用前景

胚胎干细胞的特性就是发育的全能性。胚胎干细胞在无分化抑制分子的条件下，可以参加整个生物体的发育，构成人体的各种组织和器官，甚至发育成多种类型组织的功能细胞。通常可以通过以下几种途径实现胚胎干细胞向特定方向分化：通过外源性表达特定转录因子激活内源性转录因子；添加指导分化的外源信号蛋白，如生长因子及其拮抗剂；将具有诱导能力的细胞与干细胞共培养达到诱导分化的目的。目前通过引导人类干细胞经过胚胎阶段发育，可以培养出肾、肝、脑和肠、微型"胃"等类器官结构。

干细胞还可通过细胞治疗进行疾病修复，根据美国临床试验数据库（www. clinicaltrials. gov）查询结果，目前进入临床应用阶段的胚胎干细胞临床试验数量相对较少，主要应用于眼底黄色斑点症、年龄相关性黄斑变性、黄斑营养不良、不育症、心衰等。由于胚胎干细胞具有免疫原性，而眼部疾病具有免疫豁免机制，因此，胚胎干细胞已用于治疗老年黄斑变性和黄斑营养不良两种眼科疾病。罗伯特·兰扎（Robert Lanza）等利用人体胚胎干细胞治疗老年黄斑变性和黄斑营养不良，对 18 名患者直接移植胚胎干细胞中的视网膜上皮细胞后发现，患者的视力都先后得到了明显改善。干细胞来源的神经细胞和胶质细胞移植后，可以修复严重创伤的脊髓，对神经损伤疾病和退行性病变，如帕金森病、阿尔茨海默病、脊髓侧索硬化症等疾病有一定的修复效果。

胚胎干细胞通过新型的技术手段，在组织工程领域作为种子细胞，可以拓展其临床应用。目前利用人类胚胎干细胞进行 3D 打印研究取得了突破性的进展。通过结合类似人工支架的结构和动物细胞，研究人员已经能够制造出工程组织样本。在人类胚胎干细胞分散至培养基方面，3D 打印机更具有优势。尤其是，相比手工操作，3D 打印机在分散细胞时更加均匀，且成本低、速度快、易于操作。

2. 我国发展状况

虽然我国在胚胎干细胞方面的综合性研究起步较晚（1989 年），但政府一直大力支持胚胎干细胞的研究，因此其发展也非常迅速。自 2001 年有关我国自主人胚胎干细胞系研究报道以来，我国已有超过 10 个实验室宣布获得了具有自主知识产权的人胚胎干细胞系，其中包括遗传疾病的胚胎干细胞系（如 β-地中海贫血和染色体病等），并逐渐被国内多家研究机构和课题组采用。2011 年 12 月，《自然·生物技术》（Nature Biotechnology）杂志发布了历史上规模最大的胚胎干细胞系遗传变异研究成果，对包括 19 个国家 70 多所机构的 125 株人胚胎干细胞系进行系统研究。其中就包括 12 株来自中国的人胚胎干细胞系。

我国对胚胎干细胞的研究一直持积极的支持态度。2003 年 12 月科技部联合卫生部制定了《人胚胎干细胞研究伦理指导原则》，明确规定我国禁止进行生殖性克隆人的任何研究，但是支持治疗性克隆研究，并对人胚胎干细胞的获取途经、研究的行为规范进行了明确说明。这一原则为我国人胚胎干细胞的研究和发展提供了积极、宽松的环境。

我国人胚胎干细胞研究主要分布在经济较发达的华东、华北、华南等地区，其中又以大城市为主，如北京、天津、上海、广州等；中南地区以长沙较为突出。国内对人胚胎干细胞的研究主要集中于胚胎干细胞多能性的维持机制，以及胚胎干细胞向胰腺 β 细胞、心肌细胞、神经细胞、血液细胞的诱导分化等研究，取得的研究成果让我国向实现再生医学治疗糖尿病、心肌梗死等疾病的目标迈出了重要的一步。

在基础研究方面，尚克刚、赖学良等已先后建立了小鼠和兔细胞系，盛惠珍研究小组在国际上首次构建了人-兔核移植重构胚。在应用研究方面，窦忠英的科研小组已第六次从人类胚胎干细胞中分化诱导得到心脏跳动样细胞团。中南大学在 863 计划的资助下，建成了目前世界上最大的具有不同组织相容性抗原的人胚胎干细胞库，为胚胎干细胞治疗提供了重要种子资源。复旦大学张素春团队首次将人类胚胎干细胞成功转化成特定的神经细胞，并将转化后的中间细胞注入小鼠大脑中，使已丧失学习和记忆功能的小鼠恢复了学习和记忆能力，对治愈各种神经功能缺陷疾病有重大意义。在胚胎干细胞基础研究中，中国科学院生物物理研究所范祖森课题组研究揭示了 Pcid2 蛋白调控胚胎干细胞多能性维持的分子机制。我国科学家建立了小鼠孤雄单倍体胚胎干细胞，并发现其具备精子的部分功能，成功利用核移植技术建立了孤雄囊胚，并从中分离建立了单倍体胚胎干细胞系。这些细胞在注入卵母细胞后可以快速便捷地制备转基因和基因敲除动物。我国科学家还阐述了 TeT 加氧酶家族在受精过程中的作用，揭示了 TET 在细胞命运转变中所起的必不可少的作用。中国科学院周琪团队利用 CRISPR/Cas 系统将大鼠的 *Tet1*、*Tet2*、*Tet3* 三个基因同时敲除，实现了效率高达 100% 的双等位基因纯合突变的单基因敲除和接近 60% 高效率的三基因同时敲除，并且证明 CRISPR/Cas 系统引入的基因修饰可以在哺乳动物中通过生殖细胞传递到下一代。基于 CRISPR/Cas 技术的高效基因修饰，首次利用直接原核注射 CRISPR/Cas 一步直接产生 *vWF* 基因敲除猪模型，建立了 *p53* 双等位基因突变猴等动物模型，为研究人类重大疾病的发生机制和药物筛选提供了重要模型。

3. 面临的主要科学问题

人胚胎干细胞一直是生命科学领域的研究热点和最前沿课题之一，其基础研究和开发应用不仅为探索生命的奥秘提供重要依据，还将给目前各种复杂和难治性重大疾病的治疗提供新思路。目前面临的主要科学问题包括：干细胞维持多能性机制的阐明；胚胎干细胞系的生物学异质性的分子遗传及表观遗传机制；胚胎干细胞大规模扩增培养和分化后对细胞的遗传和表观遗传造成的安全性影响；各个谱系细胞发育的分子调控网络，以及微环境在功能细胞的分化和成熟过程；器官三维结构形成的细胞与发育机制；分化功能细胞临床移植路径、免疫机制和临床存活关键影响因素等。

三、成体干细胞

成体干细胞是指存在于分化组织中的未分化干细胞，这种细胞能够自我更新并且能够分化形成组成该类型组织的细胞。成年个体组织中的成体干细胞在正常情况下大多处于休眠状态，在病理状态或在外因诱导下可以表现出不同程度的再生和更新能力。根据不同的分化潜能，通常将成体干细胞分为多能干细胞（pluripotent stem cell，具有分化成为多种不同组织细胞类型的潜能）和专能干细胞（unipotent stem cell，只能向一种或密切相关的两种类型的细胞分化）。成体干细胞存在于机体的各种组织器官中，按照组织来源区分，成体干细胞主要包括造血干细胞、骨髓间充质干细胞、脂肪来源干细胞、神经干细胞、肝脏干细胞、肌肉干细胞、皮肤干细胞、肠上皮干细胞、胰腺干细胞、胎盘间充质干细胞、人羊水来源干细胞等（表3-13）。

表3-13　成体干细胞分类

类别	细胞类型
多能成体干细胞	①造血干细胞
	②骨髓间充质干细胞
	③脂肪来源干细胞
	④胎盘间充质干细胞
	⑤人羊水来源干细胞
	⑥神经干细胞
	⑦肌肉干细胞
	⑧皮肤干细胞
	⑨心肌干细胞
专能成体干细胞	①肝脏干细胞
	②胰腺干细胞
	③肠上皮干细胞
	④角膜缘干细胞
	⑤肌肉干细胞
	⑥皮肤干细胞
	⑦心肌干细胞

成体干细胞相对于胚胎干细胞具有很大优势，主要体现在：一是成体干细胞不存在伦理问题；二是成体干细胞具有分化的多能性；三是取材方便，成体干细胞的获得比胚胎干细胞更容易；四是定向分化与诱导容易。因此成体干细胞一直以来也是研究的热点。目前上市的干细胞产品都来源于成体干细胞。

1. 发展状况与趋势

成体干细胞研究始于20世纪60年代造血干细胞的发现。目前的研究证实成体干细胞普遍存在于机体不同组织器官中；随着成体干细胞研究的深入，发现成体干细胞可以突破其"发育限制性"，跨系、跨胚层分化为其他类型组织细胞。例如，骨髓来源的间充质干细胞在特定环境中可向肝脏、胰腺、肌肉及神经细胞分化，肌肉、神经干细胞也可向造血细胞分化，人们称这种现象为"干细胞的可塑性"。目前关于成体干细胞可塑性的学术观点包括"成体干细胞异质性假说"和"细胞融合假说"等。基于成体干细胞的跨系、跨胚层分化的能力，通过诱导成体干细胞得到各种所需要的细胞，用于各种疾病的治疗，成为成体干细胞研究的发展趋势，最终达到临床应用的目的。

1）多能成体干细胞

（1）造血干细胞。造血干细胞是具有高度自我更新能力和多向分化潜能的造血前体细胞，由不同发育阶段的干细胞组成。造血系统在体内相对比较独立，使得造血干细胞易于分离和扩增培养。造血是一个动态过程，骨髓中的造血干细胞不断地产生髓系、红系和淋巴系细胞，并逐步分化至各系成熟血细胞，释放入血液循环系统参与各项机体活动。造血干细胞移植目前已成为血液系统肿瘤、部分自身免疫性疾病和遗传性疾病的重要治疗手段。造血干细胞有不同的来源，如骨髓、外周血和脐带血等。脐带血含有丰富的造血干细胞，其免疫细胞的抗原性较弱，细胞毒性 T 淋巴祖细胞较少，移植物抗宿主病的发生相对骨髓和外周血来源的造血干细胞移植为轻，采集和保存容易，对供者无任何伤害，因此被认为是具有重要应用价值的造血干细胞来源。随着人们对脐带血造血干细胞的生物学性能、免疫学特征、移植潜能等方面的了解不断深入，其显示了良好的应用前景。利用脐带血造血干细胞为种子细胞，目前已成功实现体外大量扩增早期造血祖细胞和各阶段的造血前体细胞，以及定向诱导扩增大量的血细胞、粒/巨噬细胞、巨核细胞/血小板、树突状细胞、自然杀伤细胞、T/B 淋巴细胞等功能血细胞和免疫活性细胞，并实现了对部分细胞的功能进行激活和调控。

自 20 世纪 80 年代以来，在中国造血干细胞研究奠基人、著名实验血液学家吴祖泽院士的倡导和推动下，我国建立了多种来源造血干细胞移植技术体系，克服了传统骨髓移植供者来源单一、依从性低、重建速度慢和并发症多等瓶颈，成功解决了放射病所致不可逆骨髓衰竭的造血重建问题，发现了间充质干细胞对辐射损伤后骨髓及重要脏器的保护与修复作用。在此基础上，中国人民解放军第三〇七医院陈虎团队采用造血干细胞与间充质干细胞联合移植治疗医源性骨髓型放射病，既促进了造血重建和放射所致多器官损伤的修复，又降低了移植排斥，开创了放射损伤救治的新途径。该研究主要成果"成体干细胞救治放射损伤新技术的建立与应用"获 2014 年国家科学技术进步奖一等奖。2016 年，中国人民解放军第三〇七医院刘兵课题组则通过单细胞诱导移植、单细胞转录组分析、组织特异性基因敲除等多种研究手段，首次在单细胞尺度实现小鼠造血干细胞发育全程的深度解析。

（2）骨髓间充质干细胞。骨髓间充质干细胞是目前研究较为深入的一类成体干细胞。在体外不同分化条件诱导下，可以形成成骨细胞、软骨细胞、脂肪细胞等多种功能细胞，并且克隆化得到的细胞具有类似的分化特性，证明骨髓中的骨髓间充质干细胞是多能干细胞。骨髓来源的骨髓间充质干细胞可以通过体外贴壁培养加以分离纯化，可分化为多种造血以外的组织，特别是中胚层和神经外胚层来源组织的细胞类型。同时，骨髓间充质干细胞还易于外源基因的转染和表达，是细胞治疗、组织器官缺损修复及基因治疗的理想种子细胞。

南京大学医学院附属鼓楼医院教授孙凌云采用异基因骨髓或脐带来源间充质干细胞移植降低系统性红斑狼疮症状，减轻药物相关并发症；发现正常间充质干细胞还可上调系统性红斑狼疮患者外周血 Treg（调节性 T 细胞）数量，抑制 Th2 细胞体液免疫反应，抑制抗体产生，纠正患者体内细胞及体液免疫失衡；通过异基因间充质干细胞移植治疗其他自身免疫病的临床研究发现，对于难治性多发性肌炎及皮肌炎患者，异基因间充质干细胞移植还可较好地控制血清肌酸激酶水平，减少激素及免疫抑制剂用量，延缓疾病进展。

在利用成体干细胞开展脊髓损伤修复方面，中国科学院遗传与发育生物学研究所戴建武再生医学研究团队研制的基于胶原蛋白的神经再生支架，结合间充质干细胞植入患者脊髓后，能够引导脊髓再生。戴建武团队利用胶原生物材料结合自体骨髓干细胞修复不孕患者瘢痕化的子宫壁，成功引导子宫内膜再生，首批 9 例不孕受试患者已有 3 例婴儿顺利出生。

（3）脂肪来源干细胞。在脂肪组织中发现的一类具有自我更新和多向分化潜能的间质细胞被称为脂肪来源干细胞。脂肪来源干细胞来源于中胚层，具有跨胚层诱导分化能力，可在体外适当的培养环境或体内的微环境下向成骨细胞、脂肪细胞、肝细胞、血管内皮细胞及神经元细胞等不同胚层来源细胞分化；脂肪来源干细胞取材简便、来源丰富，能够在体外大规模培养和扩增，又具有多向分化能力，近年来在脂肪来源干细胞方面的研究越来越深入，显示脂肪来源干细胞是一个非常理想的用于基因治疗、细胞治疗及组织工程研究的种子细胞来源。

（4）胎盘间充质干细胞。胎盘间充质干细胞是指来源于胎盘实质组织的一类具有多向分化潜能的间充质细胞，很多研究报道证实胎盘间充质干细胞在体外具有向成骨细胞、脂肪细胞、内皮细胞、神经细胞、心肌细胞及肝样细胞等细胞分化的能力。胎盘间充质干细胞同样具有取材简便、来源丰富、伦理和法律限制较少等优势，随着研究的深入进行，胎盘间充质干细胞已经在发育生物学、组织工程学、细胞治疗等领域显现出巨大的研究和应用价值。

（5）人羊水来源干细胞。羊水组织来源的成体干细胞除了具备一般成体干细胞的生物学性状，具有良好的增殖能力及多向分化潜能之外，还能表达一些全能干细胞特有的标志分子如 SSEA-4 （stage-specific embryonic antigen-4，特殊期胚胎抗原-4）、Oct4 及 Nanog 等，说明人羊水来源干细胞是一群发育更为原始的成体干细胞。羊水属于人体遗弃组织，取材方便，不会对供者造成新的创伤，没有伦理、法律方面的限制，利用人羊水来源干细胞有可能研发出通用型组织工程产品用于细胞治疗和再生医学，具有诱人的应用前景。

（6）神经干细胞。神经干细胞指中枢神经系统中具有自我更新能力并且能够分化成神经细胞（包括神经元、星形胶质细胞和少突胶质细胞）的多能干细胞。神经干细胞在哺乳动物神经系统中的分布具有普遍性，可以从胚胎期神经系统中的多个部位分离获得，成体哺乳动物中枢神经系统中存在两个神经干细胞聚集区：侧脑室下区和海马齿状回的颗粒下层。由于神经干细胞具有潜在的分化能力及较强的增殖能力，其可用于多种中枢神经系统退行性病变的治疗，近年来越来越多的临床试验研究结果证实了其临床应用的巨大潜在价值。

（7）肌肉干细胞。成年体内肌肉组织中存在两类具有干细胞样特性的细胞：一类称为肌卫星细胞（satellite cells，SCs），也叫成肌祖细胞（myogenic progenitor cells，MPCs）；另一类称为肌源干细胞（muscle derived stem cells，MDSCs），也叫群旁细胞（side populations，SPs）。后者在数量上远少于前者。由于肌卫星细胞在肌肉的发育和再生中发挥主要作用，目前成人体内肌肉干细胞主要是指肌卫星细胞。关于肌肉干细胞的应用研究，目前集中在以下三个方面：①遗传性肌病的基因治疗；②心肌梗死的细胞移植治疗；③创伤修复和组织工程研究。

（8）皮肤干细胞。皮肤是人体最大的器官，也是再生能力较强的组织。表皮干细胞、毛囊干细胞是目前研究较多的皮肤干细胞类型，对于皮肤发生病变的机制研究及皮肤损伤的修复再生研究具有重要意义。表皮干细胞具有双向分化的能力：一方面可向下迁移分化为表皮基底层；另一方面则可向上迁移，并最终分化为各种表皮细胞。深入研究表皮干细胞的发生发育对表皮再生有重要意义，也可能用于组织工程皮肤的构建。毛囊干细胞的发现对于阐述毛发的形成及皮肤的发生具有非常重要的意义，也为毛发再生、创伤治疗带来了新的治疗手段。

（9）心肌干细胞。心肌干细胞在 2005 年被分离并确定。研究表明，成熟机体的心脏组织中存在具有高度自我更新能力和特异性心肌分化潜能的成体心肌干细胞，其能够分化为心肌细胞、内皮细胞及平滑肌细胞等心脏结构细胞。成体心肌干细胞目前被认为是最有希望通过心肌再生方式治疗缺血性心脏病及其他终末期心脏病的干细胞类型。确定特异性的心肌干细胞表面标志及体外高效扩增心肌干细胞是目前该领域研究的关键问题。

2）专能成体干细胞

专能干细胞是一类只能向一种类型或密切相关的两种类型的细胞分化的成体干细胞，在肝脏、胰腺、肠上皮、角膜缘等部位组织中发现了具有此种生物学性状的干细胞，并且逐渐得到深入研究。

（1）肝脏干细胞。对肝病发病机制的研究证实了肝脏干细胞的存在。研究认为，肝脏干细胞为肝内胆管系统源性的具有分化潜能的细胞群，既可向胆管细胞分化，又可向肝细胞分化。肝源性肝脏干细胞来源于前肠内胚层，在胚胎发育过程中以成肝细胞形式存在，在成年动物的肝内侧主要以卵圆细胞（oval cell，OVC）的形式存在，目前认为卵圆细胞是肝源性肝脏干细胞的主要成分。非肝源性肝脏干细胞即外源性肝脏干细胞，是指肝脏外的其他干细胞移居肝脏后，在肝脏微环境的作用下增殖并分化为肝脏干细胞，如骨髓间充质干细胞等。肝脏干细胞有分化成肝细胞、胆管上皮细胞的潜力。肝脏干细胞的研究在肝病的临床治疗研究中有着极为重要的意义，肝脏干细胞在治疗肝病及解决肝脏来源短缺方面具有广泛的应用前景。肝脏干细胞也可能在肝病的基因治疗中发挥重要作用，用于治疗一些遗传性的肝疾病。

（2）胰腺干细胞。胰腺干细胞是指未达终末分化状态，能产生胰岛组织或起源于胰岛，具有自我更新复制能力的一类成体干细胞，并符合以下特征：体外培养克隆样增殖；能分化为具有胰岛素分泌功能的β细胞；电镜下细胞内具有胰岛素内分泌颗粒，体内移植能存活增殖，发挥调节血糖功能等。胰腺干细胞为糖尿病的细胞治疗提供了最佳种子细胞来源。

（3）肠上皮干细胞。肠上皮干细胞是位于肠黏膜陷窝内的具有自我更新和增殖分化为成熟肠上皮细胞功能的细胞。肠黏膜上皮细胞不断更新及肠黏膜损伤的修复均通过肠上皮干细胞增殖、分化完成。利用肠上皮干细胞的分离、鉴定、增殖分化调控技术结合组织工程学的研究手段，可以在组织工程化人工肠组织的构建、肠损伤修复等领域取得进展。

（4）角膜缘干细胞。角膜缘干细胞位于角膜缘基底部，角膜缘干细胞是角膜上皮更新的源泉，是能够定向分化为角膜上皮细胞的专能成体干细胞。

角膜缘干细胞移植技术是最先应用于眼科的成体干细胞移植技术。角膜缘干细胞在组织更新和创伤愈合方面发挥着重要作用。

2. 面临的主要科学问题

成体干细胞的研究取得了很大进展，细胞增殖分化的调控机制逐步得到揭示，调控技术不断优化，临床应用持续加速。成体干细胞的研究成果正处于向产业和临床应用转化的关键时期。成体干细胞面临的科学问题主要包括：干细胞定向诱导分化调控机制的阐述；组织成体干细胞和微环境的稳态研究；成体干细胞的大规模扩增，即通过一定技术手段获得足够数量和高纯度的成体干细胞；成体干细胞的组织特异性整合和功能有效发挥；异体成体干细胞移植的免疫排斥问题；与组织工程材料有机结合构建不同类型的组织、器官等。另外，干细胞基因治疗理论和技术的发展，也是提高成体干细胞修复效率和应用范围的重要方面。相信随着研究的深入，成体干细胞必定显现出巨大的应用前景。

四、iPS 细胞

iPS 细胞又称重编程干细胞，是将某些转录因子或基因导入人或动物的成熟体细胞内，使成熟体细胞重编程为多能干细胞。传统观念认为，机体发育过程中受精卵逐渐发育分化成不同器官组织的成熟细胞，如骨细胞、皮肤细胞和神经细胞等，而成熟细胞没有逆向分化的能力。近年来研究表明，通过基因改造可以使成熟体细胞重构形成拥有类似胚胎干细胞性能的 iPS 细胞。早在 20 世纪 50 年代，约翰·格登就利用核移植技术证明了成熟细胞核中的遗传物质具有全息性并可指导发育成为个体。2006 年日本山中伸弥实验室率先报道了 iPS 细胞的研究成果。他们利用逆转录病毒基因转移方法把 Oct3/4、Sox2、c-Myc 和 Klf4 这四种转录因子导入小鼠成纤维细胞，发现可诱导其成为 iPS 细胞。iPS 细胞在形态、倍增能力、蛋白表达谱、表观遗传修饰，以及类胚体和畸态瘤形成能力等方面都与胚胎干细胞极为相似。随后世界各地科学家陆续发现其他诱导方法也可以生成这类细胞。iPS 细胞技术证明了细胞遗传全息性和细胞逆分化的理论，在应用方面解决了干细胞获取的伦理问题，是生命科学领域的一次巨大革命。由于 iPS 细胞在理论、技术和未来应用方面的光明前景，其曾多次被美国《科学》杂志列为年度科技突破性成果。约翰·格登和山中伸弥也因在该领域的卓越贡献而被授予 2012 年诺贝尔医学或生理学奖，充分彰显了细胞重编程领域的重要性和发展前景。

1. 国际发展状况与趋势

从 iPS 细胞在实验动物中诞生，到 iPS 细胞研究在人类细胞中获得成功，再到 iPS 细胞应用于疾病模型动物的治疗，最后到利用 iPS 细胞通过四倍体囊胚注射得到存活并具有繁殖能力的小鼠，整个过程只用了三年左右的时间。

1）提高重编程的效率

胚胎干细胞具有治疗并治愈许多医学疾病的巨大潜力。这也正是 2012 年的诺贝尔奖被授予用皮肤细胞生成诱导胚胎样干细胞（iPS 细胞）这一研究发现的原因。然而这一过程一直以来都极其缓慢且低效，生成的干细胞还不能完全用于医学用途。iPS 细胞诱导效率过低一直是该技术的主要障碍，因此近期 iPS 细胞研究的一大部分都集中于提高重编程的效率。

在通常情况下，体细胞重编程效率低且动力学缓慢，需要 2～3 周时间。许多药物或化合物通过影响细胞表观遗传修饰和信号转导通路提高重编程效率，并且功能性替代某些转录因子。表观遗传修饰在体细胞重编程中有着重要作用，化学小分子可通过改变体细胞的 DNA 甲基化、组蛋白修饰等表观遗传特性提高重编程效率。例如，组蛋白去乙酰化酶抑制剂丙戊酸能将山中伸弥的传统重编程方法的效率提高 100 倍，组蛋白甲基转移酶抑制剂可通过激活钙离子通道而提高重编程效率。我国科学家证明了维生素 C 能够通过调节 H3K9 去甲基化影响表观遗传修饰，促进重编程前体细胞成为 iPS 细胞。另外，化学小分子还可通过调节细胞信号通路促进体细胞重编程，如激活 Wnt 和抑制 MEK-ERK1/2、GSK、TGF-β 等信号通路均可提高重编程效率。在重编程诱导基因组合中，c-Myc 基因能够提高诱导效率。p53 分子也是调控细胞重编程的关键因子，阻断 p53-p21 通路不仅可提高病毒、质粒及蛋白诱导的重编程效率，也可降低 iPS 细胞的致癌性。利用 p53 干涉小 RNA 和 UTF1 基因协同能将 iPS 细胞的诱导效率提高近 100 倍。可以预见的是，未来小分子化合物和重编程因子的联合应用将推进重编程技术的发展。

来自魏茨曼科学研究所的雅各布·汉娜（Yaqub Hanna）博士实验室的研究人员仅从成体细胞中除去一种蛋白质即可使它们有效地回到干细胞样状态，并且所需的时间从之前的 4 周缩短至 8 天，该发现对于生成医用 iPS 细胞具有重大的意义。魏茨曼科学研究所的科学家发现，从成体细胞中除去一种 MBD3 蛋白质可使它们有效地回到干细胞样状态，揭示了阻止干细胞生成的"刹车"，并发现松开这一"刹车"不仅可以同步重编程过程，还可将重编程效率从目前的不到 1% 提高到 100%。这些研究发现或许能帮助推动生成医用干细胞,并增进我们对于成体细胞能够恢复原始的胚胎状态这一神秘过程的理解。北京大学的邓宏魁研究组报道称仅利用化合物就可成功诱导出 iPS 细胞,他们将之命名为 CiPS 细胞。2016 年,中国人民解放军军事医学科学院研究人员仅用小分子化合物成功地将人胃上皮细胞转变成多能的内胚层祖细胞,后者可以进一步被诱导分化为成熟的肝细胞、胰腺细胞和肠道上皮细胞。这为化学诱导细胞重编程提供了新的组合和途径。

iPS 细胞技术的进步在于诱导重编程的基因组合。山中伸弥实验室最初对维持干细胞性能的相关基因进行了筛选和组合,最终发现了 *Oct4*、*Sox2*、*c-Myc* 和 *Klf4* 组合。汤姆孙等则从 14 种干细胞高表达基因中筛选出了 *Oct4*、*Sox2*、*Nanog* 和 *Lin28* 组合,并进一步证明了该基因组合诱导人体细胞重编程的能力。*Oct4* 和 *Sox* 家族是维持细胞多能性的关键转录调控因子,缺少它们则无法进行重编程。*Klf* 家族、*Myc* 家族、*Nanog* 基因及 *Lin28* 等基因被证实能够提高重编程诱导效率。另外,miR-291、miR-294 和 miR-295 等胚胎干细胞特异小 RNA 表达能够提高重编程效率。目前证明通过和 Oct3/4、Sox2 等联合或单独诱导细胞重编程的因子有数十种。

iPS 细胞能发育成多种细胞和组织,在再生医疗领域有广阔的应用前景,但却面临难以大量生产和培养成本高等难题。日本京都大学研究人员发现将食品添加剂中作为增稠剂使用的"结冷胶"加入培养液,iPS 细胞就不会下沉。如同时使用甲基纤维素,则能使长大的细胞团块间出现缝隙,不易粘在一起。这样,iPS 细胞就不会因其细胞团块内部缺乏营养而死亡。这两个问题的解决不但有助于提高细胞培养效率,还降低了培养成本。如果采用上述方法并增大容器、增加培养液,就有望实现 iPS 细胞的批量生产,有望使未来开发出利用大型容器培养 iPS 细胞的技术实现产业化。中国科学院也研发了自动转化和扩增 iPS 细胞的自动化设备,为 iPS 细胞的标准化和工业化制备提供了条件和基础。

2)提高 iPS 细胞安全性

多能干细胞具有分化成内、中、外三个胚层的能力。细胞核移植技术及克隆羊的诞生改变了成熟细胞不能逆分化的观念,也为 iPS 细胞技术奠定了理论基础。山中伸弥等筛选了维持胚胎干细胞特性的重要基因组合,经逆转录病毒转染小鼠成纤维细胞并形成了 iPS 细胞,最终确定了对 iPS 细胞起关键作用的 4 个因子,包括 Oct3/4、Sox2、c-Myc 和 Klf4。iPS 细胞的生物学特性非常类似于胚胎干细胞,如干细胞特定基因和蛋白的表达、染色质甲基化模式、倍增期、胚状体及畸胎瘤形成等。2007 年,美国威斯康星大学汤姆孙和日本山中伸弥实验室同时报道了该技术可以诱导人皮肤成纤维细胞转变成为 iPS 细胞。iPS 细胞来自成熟体细胞，并可从患者自身体细胞诱导产生，因此，具有取材简单和免疫原性低的优势。iPS 细胞技术避免了使用胚胎获取干细胞的争议，对于推动干细胞及再生医学的研究意义重大。在细胞重编程诱导技术的发展方面，新型 iPS 细胞技术以提高诱导效率和诱导细胞的安全性为目标，获得了突飞猛进的进展，这些进展包括优化诱导基因组合、新型基因转移方法，以及蛋白和药物等安全高效的诱导措施。

诱导基因导入是制备 iPS 细胞的关键技术并影响细胞重编程效率和安全性。基因导入载体分为整合型载体和非整合型载体。重组逆转录病毒和慢病毒载体等整合型载体携带外源基因整合于染色体，在未来应用方面存在风险。质粒等非病毒载体安全性高但重编程效率较低。重组腺病毒对成纤维细胞有较高的转染效率，且不会将病毒基因整合到宿主细胞染色体，避免了插入突变的潜在危害。另外，采用转座子导入技术可以制备无病毒的鼠 iPS 细胞，并能成功诱导分化为功能性的多巴胺神经元。基因载体的改良及新型基因组合将推动建立无遗传修饰 iPS 细胞技术的发展。

为克服基因操作诱导 iPS 细胞安全性问题，科学家尝试了蛋白质转染技术制备 iPS 细胞策略。通过对蛋白结构修饰使诱导蛋白容易转运到细胞中，重复处理能够诱导细胞产生多能性。例如，在添加化学小分子丙戊酸的情况下，利用融合穿膜肽 11R 的蛋白质组合 Oct4、Sox2、Klf4、c-Myc 可将小鼠成纤维细胞重编程为 iPS 细胞。

乔治·丘奇（George M. Church）领导哈佛医学院的团队，在人 iPS 细胞中进行了 CRISPR 基因编辑。他们将全基因组测序和靶向深度测序结合起来，鉴定了 Cas9 编辑 iPS 细胞时的脱靶效应，还鉴定了一个影响 Cas9 特异性的单核苷酸变异。CRISPR 基因编辑和 iPS 重编程是近年来的两大热点技术。CRISPR/Cas9 已经在多个领域中展现了自己强大的特异性基因靶标能力。而 iPS 重编程在构建疾病模型和新药开发中有着很高的应用价值。将 CRISPR 应用到 iPS 细胞中去，将是一种有效控制 iPS 细胞风险的策略。

3）iPS 细胞疾病模型及药物筛选

疾病细胞模型的缺乏限制了人们对疾病细胞的生物学特征的了解和治疗药物的研发。源自患者的多能干细胞是理想的疾病细胞模型。传统获取疾病原始干细胞主要通过分离流产胚胎、体外基因工程突变等手段。iPS 细胞技术的出现彻底改变了人类疾病细胞建模的方式。利用 iPS 细胞技术将取自患者的体细胞重编程至胚胎干细胞样状态，然后在合适诱导条件下分化为疾病相关细胞或组织类型，它们携带着可引起或促进疾病形成的遗传变异，从而提供了丰富的人类疾病组织资源。疾病 iPS 细胞模型将广泛应用于药物筛选和研发。目前大量文献报道了疾病相关 iPS 细胞的进展，包括神经系统疾病、心血管疾病、血液系统疾病、代谢性疾病等疾病。

iPS 细胞技术在遗传性疾病模型中具有非常重要的意义。在神经系统疾病中，人脊髓性肌萎缩症（SMA）是 *SMN1* 和 *SMN2* 突变而致。由于动物基因组中只有 *SMN1* 或 *SMN2* 基因中的一个，因此无法建立脊髓性肌萎缩疾病动物模型。美国科学家从患有脊髓性肌萎缩症的儿童皮肤中提取皮肤成纤维细胞，并诱导生成 iPS 细胞，从而首次构建了脊髓性肌萎缩症患者来源的 iPS 细胞模型。肌萎缩侧索硬化（ALS）也是与遗传和环境密切相关的疾病。来自肌萎缩侧索硬化患者皮肤的 iPS 细胞为研究该疾病遗传与环境因子之间的复杂作用提供了模型。在血液系统遗传性疾病中，范科尼贫血是最常见的遗传性骨髓衰竭综合征，利用 iPS 细胞诱导技术成功将患者的细胞诱导成 iPS 细胞，再经过基因纠正和定向诱导分化为造血细胞，它们能产生不含疾病基因的髓系和红系血细胞。β-地中海贫血也是血液系统重要的遗传性疾病。我国科学家成功建立了 β-地中海贫血患者的 iPS 细胞系，为该病发病机制的研究、治疗药物的筛选及细胞移植治疗提供了有力的工具。

4）iPS 细胞诱导分化与谱系转分化

iPS 细胞具有多向分化的潜能，在体外已被成功诱导分化为神经元、神经胶质细胞、心肌细胞、原始生殖细胞及血小板等成熟细胞，在临床疾病治疗中有巨大潜在应用价值。①神经细胞分化：目前诱导 iPS 细胞向神经前体细胞分化的主要策略有直接诱导、共培养和分序诱导等。在小鼠疾病模型中，iPS 细胞在体内也能够转化为分泌多巴胺的神经细胞，并发挥生物学功能。iPS 细胞向神经系统的分化将给帕金森病等疾病的治疗带来革命性的进步。②心脏细胞分化：iPS 细胞在合适诱导前提条件下能够分化成能自发跳动的心肌细胞，并表达 MEF2C、MYL2A、MYHCβ 等心肌细胞的标志分子。化学技术诱导有助于促进 iPS 细胞在心脏疾病发生、药物筛选及心肌再生等方面的应用。③造血细胞分化：目前 iPS 细胞在小鼠的疾病模型中已被证明可分化形成各类血细胞，并对血液系统疾病有治疗作用。美国科学家利用 iPS 细胞治疗小鼠的镰状细胞血症获得进展。日本研究人员利用与骨髓细胞和造血生长因子共培养的策略，使 iPS 细胞分化成了巨核细胞，并进一步培育出血小板。这些进展证明了利用 iPS 细胞生产人血细胞的可能性。iPS 细胞分化的血细胞来源的血细胞为血液系统疾病的治疗及血液制品研发提供了方向。

英国剑桥大学和以色列魏茨曼科学研究所团队将皮肤细胞诱导成为 iPS 细胞，并使其分化成人体原始生殖细胞（hPGCLC），实现了完全体外培养出成熟精子和卵子细胞，并发现了体外培养出人类原始生殖细胞的关键基因——*Sox17* 基因及标志物 CD38 糖蛋白。iPS 细胞诱导分化为细胞产品为疾病治疗提供了基础。尽管利用 iPS 细胞再生医疗商业化的时机还未成熟，但相关风险投资企业已先知先行。日本政府也向 iPS 细胞研究领域实施了史无前例的大规模及长时间的投资。日本厚生劳动省已正式批准利用 iPS 细胞开展视网膜再生研究，这是全球范围内 iPS 细胞首获政府批准用于临床试验。2014 年 9 月日本理化学研究所的研究人员宣布，他们利用 iPS 细胞培育出视网膜色素上皮细胞层，并移植到一位女性老年黄斑变性患者的眼中。厚生劳动省的科学技术小组对 iPS 细胞临床研究的安全性和是否存在伦理问题进行了严格的审查。另外，日本新能源产业技术综合开发机构（NEDO）等已经启用 iPS 细胞制备心肌细胞产品，目的是让制药公司能够用于评价新药的副作用。如果能够把 iPS 细胞制成的心肌细胞用于新药副作用评价，将部分取代动物实验，大幅度降低新药研发的成本。iPS 细胞诱导分化为血小板的产业化研究已经获得技术性突破，未来可以利用 iPS 细胞"工厂化"生产血细胞。

谱系直接转分化技术是近年来发展的一项通过细胞重编程获取功能细胞的新技术。利用直接转分化技术，科学家可绕过重编程干细胞中间阶段，直接将某一种成体终末分化细胞特定转化为其他组织类型的功能细胞。目前科学家已利用该技术成功地诱导成体细胞重编程生成了血细胞、内皮细胞、心肌细胞和神经细胞等。

利用特定的转录诱导因子对小鼠和人皮肤细胞进行基因重编程，能将其转变成为生成多巴胺的神经元。在重编程神经元的过程中，调节分化的转录因子及进化上高度保守的信号分子发挥重要作用。另外，小 RNA 也通过调节染色质重塑复合体影响神经元谱系转化。参与重编程神经元的转录因子有 Mash1、Nurr1 和 Lmx1a 等。利用上述转录因子可将胚胎及成年人的皮肤细胞直接重编程为神经元。研究人员正利用动物模型检测这类直接重编程的神经元是否对帕金森病小鼠有治疗作用。利用谱系转分化技术还成功将人成纤维细胞转变为中胚层祖细胞，这些祖细胞具有双向分化潜能，可分化进一步生成内皮细胞及平滑肌细胞等功能细胞。研究人员将人成纤维细胞转变成了具有双向分化潜能的 CD34$^+$ 祖细胞，在体内具有促进生血管生成的功能。

5）细胞重编程的机制研究

细胞重编程机制是干细胞和再生医学重要的基础理论问题。不论核移植还是基因导入诱导的细胞重编程，体细胞重编程因子都对遗传物质稳定性有重要作用。在重编程的过程中，体细胞要经历 DNA 去甲基化、组蛋白去乙酰化、染色体结构调整、多能基因激活、基因组印记去除等一系列复杂的生物学过程。Polo 等研究人员对 iPS 细胞诱导过程中所经历的转录谱进行检测发现：体细胞重编程需要经历两个转录高峰期，第一波高峰期由 c-Myc/Klf4 驱动，经历第一波转录高峰期的细胞中仅有很少一部分能够启动由 Oct4/Sox2/Klf4 驱动的第二轮转录高峰，进而使细胞类型发生转换，成为具有多能性的细胞。外源重编程因子进入成体细胞不但激活大量多能性调控因子网络的表达，而且结合于多能性负调控因子网络。重编程不仅是一个发育与分化的逆过程，而且是一个更为复杂的细胞状态的重塑过程。对重编程干细胞机制的认识，尤其是多能转录因子的调控将促进细胞重编程技术的发展和效率的提高，如我国学者发现 Zscan4 与 Yamanaka 因子共同使用，能够显著提高 iPS 细胞的数目和质量。细胞重编程过程中，表观遗传分子发挥重要作用，如组蛋白 H3K36me2 特异性脱甲基酶 Kdm2b 及 H3K9 的去甲基化酶等能够促进 iPS 细胞生成。Kdm2b 在重编程初期发挥作用，激活重编程早期基因。另外，基因组稳定性也是细胞重编程的重要机制，且对于 iPS 细胞的临床应用至关重要。一些重要的重编程相关分子（如 ASF1A、Oct4）的功能也被阐释。我国科学家也发现细胞自噬在重编程早期发挥关键作用。重编程在自噬缺失的细胞中效率更高，这与雷帕霉素靶蛋白复合物的关闭有关。细胞重编程的机制阐释将大大推进 iPS 细胞的应用。

2. 我国发展状况

我国细胞重编程研究领域的研究进展突飞猛进，科学家的研究成绩斐然，也取得了许多重要进展，走在世界同类研究的前列。国家自然科学基金委员会也一直支持"细胞编程与重编程的表观遗传机制"重大研究计划。我国科学家系统开展了各种不同种类动物的 iPS 细胞研究，曾经成功地从小鼠、大鼠、猕猴、猪和人的体细胞中诱导并获得 iPS 细胞，并利用 iPS 细胞得到成活的具有繁殖能力的小鼠，率先证明了 iPS 细胞与胚胎干细胞具有相似的多能性。我国科学家合作建立了大鼠、猪等动物的 iPS 细胞系，中国科学院广州生物医药与健康研究院培养出了 iPS 克隆猪，这是首次在世界上获得成活的 iPS 克隆猪，有助于在大动物上应用 iPS 技术的发展，为大动物人源化器官的培育和器官移植提供了新途径。临床应用 iPS 细胞的前提是将其高效诱导分化为功能细胞。我国科学家成功地将人 iPS 细胞高效地诱导分化成能分泌胰岛素的胰岛细胞和肝细胞等功能细胞。裴端卿教授课题组在 iPS 细胞诱导技术和效率方面有突破性进展，发现维生素 C 能够提高 iPS 细胞的诱导效率，并发现细胞重编程效率与细胞自噬状态有关。在 iPS 细胞机制方面，同济大学康九红研究组发现，iPS 细胞形成中起关键作用的 Oct4 和 Sox2 分别结合到 miR-200s 家族簇的两个启动子区域协同激活其转录表达，从而阐明 Oct4/Sox2-miR-200-ZEB2 通路调节在早期阶段有效促进 iPS 细胞的形成。邓宏魁教授团队发现了小分子化合物诱导 iPS 细胞的方法。中国科学院周琪团队与中国科学院北京基因组研究所、中国科学院遗传与发育生物学研究所的两个研究团队合作，揭示了 microRNA 通过序列互补调控 mRNA 甲基化修饰形成这一全新的作用机制，以及 m6A 修饰在促进体细胞重编程为多能性干细胞中的重要作用，在解析 m6A 修饰形成的位点选择机制、拓展 microRNA 的新功能和发现新的细胞重编程调控因素方面均取得了开创性的重要突破。

在揭示 iPS 细胞的重编程过程的机制方面，我国科学家发现重编程因子的协同作用，抑制 Snail1 和 TGF-β 信号同时激活上皮细胞特征基因表达、启动间质-上皮转化过程（MET），从而启动细胞重编程为 iPS 细胞的过程。发现了体细胞重编程中重要的表观遗传障碍，鉴定出 BMP 信号通路能够通过调节 H3K9 的甲基转移酶来阻碍细胞成为 iPS 细胞的机制。

3. 面临的主要科学问题

尽管在过去的几年间 iPS 细胞研究取得了巨大的进步，但依然有许多问题亟待解决。众多科学家在不断地改进 iPS 细胞的重编程策略，载体从整合型病毒载体到非整合型病毒载体，再到质粒和蛋白，安全性不断加强；从小分子化合物、miRNA 到缺氧条件等的应用，重编程的效率也在不断提高。但是到目前为止，很多重要的科学问题与关键技术还没有完全解决，包括体细胞直接转分化的机制及诱导技术、细胞体内重编程的效率及机制、体细胞重编程过程中的表观遗传变化。iPS 细胞诱导效率过低一直是该技术的主要障碍，新型 iPS 细胞技术以诱导效率和诱导细胞的安全性为目标。此外，虽然核移植、细胞融合、细胞提取物及培养条件等都能够诱导细胞发生重编程，但细胞重编程的机制目前仍不清楚。

五、干细胞产业

干细胞转化应用及其产业是生命科学与生物技术研究的前沿和制高点，

具有重要的科学意义和广阔的应用前景。虽然成体干细胞（主要是造血干细胞）早在 20 世纪 60 年代就开始应用于临床，但是人胚胎干细胞的成功建系才让人们真正重视干细胞产业，并掀起了以人胚胎干细胞为中心的干细胞研究和应用热潮，引领了再生医学产学研蓬勃发展的局面。人们设想胚胎干细胞能作为体外无限的种子细胞来源，通过体外诱导，能够向身体的任何一种细胞类型分化，获取特定的功能细胞移植到机体相应的病变部位替代失去功能的病变细胞，甚至在不远的将来利用分化的多细胞类型进行体外组织和器官再造，来治疗多种目前难以治疗的退行性疾病，如心血管疾病、糖尿病、骨及软骨缺损、神经损伤、帕金森病等。基于胚胎干细胞的治疗有可能改变未来的医疗模式，带来划时代的医学革命和医疗产业革命。近年在胚胎干细胞特性维持的分子机制、体外分离培养和诱导分化的条件优化、初步的组织器官再造和临床应用等方面都取得了巨大的突破。干细胞产业化涵盖干细胞库、药物毒性测试和新药开发平台、干细胞产品临床应用、干细胞药物四个方面。

1. 干细胞库

由于人类胚胎干细胞来源宝贵，各个开展干细胞研究的国家开始着手准备干细胞库的建立。2003 年世界上第一个人胚胎干细胞库在英国建立。随着这几年来 iPS 细胞的兴起，各个实验室建立了不同来源、不同发育潜能的小鼠和人多能干细胞系，为干细胞的多能性机制的研究和干细胞的替代提供了很丰富的种子细胞资源。特别是疾病特异的多能干细胞系的建立，为人类疾病发病机制的解释和药物筛选提供了非常关键的细胞资源。

1）干细胞库发展历史与现状

干细胞库指储存干细胞以提供未来使用的机构。干细胞库有实体库和资料库之分，实体库指保存干细胞实物的机构，而资料库保存的只是与干细胞相关的数据。根据干细胞所处的发育阶段，可将干细胞库分为胚胎干细胞库和成体干细胞库。2006 年，iPS 细胞的出现，丰富了干细胞的来源，由于其与胚胎干细胞具有诸多的相似性，所以 iPS 细胞系都储存于现有胚胎干细胞库中。成体干细胞是存在于已分化组织中的未分化细胞，目前已经发现的成体干细胞，按照其存在的组织不同可以分为神经干细胞、脂肪干细胞、造血干细胞、间充质干细胞、精原干细胞、皮肤干细胞和肝脏干细胞等几类。目前存在的成体干细胞库主要有造血干细胞库、间充质干细胞库等。根据干细胞的用途，可将干细胞库分为研究性和临床应用性两种。大多数胚胎干细胞库为研究性的，而当前最主要的临床应用性干细胞库是造血干细胞库（包括骨髓库和脐带血库)。

胚胎干细胞库的建立是随着干细胞研究的进步而发展起来的。1981 年,研究人员首次从小鼠囊胚的内细胞团中分离出胚胎干细胞并成功用于体外培养。随后,人们陆续从其他物种中建立了很多胚胎干细胞系。1998 年,美国威斯康星大学的汤姆森和约翰·霍普金斯医学中心的约翰·吉尔哈特(John D. Gearhart)分别报道,从流产胎儿和经体外受精技术得到的多个胚胎中分离得到 iPS 细胞,并成功进行了体外培养,建立了人胚胎干细胞系。这两项研究的报道使科学界对胚胎干细胞产生了极大的兴趣。

最为知名的干细胞库是英国干细胞库(UKSCB)和美国的 WiCell 干细胞库(WISC)。英国干细胞库隶属于英国健康保护局的国家生物制品标准及控制研究所(NIBSC),由医学研究理事会和生物技术与生命科学研究理事会资助,于 2003 年建立,遵循严格的制备及应用标准。作为世界上第一个干细胞库,英国干细胞库保存并鉴定人类成体、胎儿及胚胎干细胞系,并建立了完善的质量控制系统以确保细胞系的安全及稳定性。该库由干细胞应用筹划委员会(steering committee)监管,委员会制定了英国干细胞库的操作指南。该指南对细胞库的管理、细胞系的使用等方面做出详细规定,对该库保存的干细胞系来源的合法性进行监督,对获取干细胞系的申请进行审核等。委员会每年向医学研究理事会进行汇报。2004 年,该库获得英国官方管理机构许可可提供供人体使用的临床级别的干细胞。

2010 年 12 月后,之前保存于美国国家干细胞库(US National Stem Cell Bank)的干细胞都归属于 WISC,包括之前由美国国家干细胞库分类并在美国国立卫生研究院列出的 21 种干细胞系。自奥巴马当局解禁干细胞研究后,美国国立卫生研究院发布了修改政策,增加了一些其他的人胚胎干细胞系,2016 年细胞系种类已经达到 147 种。

除此之外,从事干细胞研究的私有企业也拥有自己的干细胞库,细胞信息对外公布与否取决于公司本身。例如,美国先进细胞技术公司建立了 2 套系统,能培养和扩增人类胚胎干细胞系。英国 StemRide 国际公司可对外提供超过包含 20 种基因或染色体缺陷的 100 种人类胚胎干细胞系。

2)干细胞数据库的发展和现状

为了便于各国间的干细胞研究人员的交流合作,互惠互利,减少浪费,同时保证研究中使用的干细胞的高质量,国际上需要建立一种平台或者数据库,汇总有关干细胞的各种信息。到目前为止,国际上有四个主要的多能干细胞数据库,分别是欧洲人类胚胎干细胞数据库(hESCReg)、马萨诸塞大学的国际干细胞数据库、国际干细胞研究协会（ISSCR）的人胚胎干细胞来源数据库，以及美国国立卫生研究院的人类多能干细胞数据库。

（1）欧洲人类胚胎干细胞数据库的建立是在第六次欧洲研究和技术发展的构建计划中确立的。其登记的主要信息有细胞来源、培养方法、基因和蛋白的鉴定检测结果等信息，并提供正在进行的与多能干细胞相关的研究项目的信息概况。到 2009 年 7 月，该数据库已经促成了世界范围内 22 个国家的 66 种细胞供应单位的交流与合作，统计了 593 个干细胞系的信息，其中 219 个来源于欧洲，374 个来源于欧洲以外的国家。欧洲人类胚胎干细胞数据库中来源于英国干细胞库并可用于发放的有 49 个细胞系，可用于研究的有 180 个细胞系（其中 140 个来源于欧洲），经过了基因修饰的有 53 个细胞系（大部分有先天基因缺陷），还有 17 个 iPS 细胞系。

（2）马萨诸塞大学国际干细胞数据库于 2008 年启动，由马萨诸塞州生命科学中心资助，是提供包含已公布的和通过认证但未公布的所有与人胚胎干细胞和其他多能干细胞的相关信息的数据库。这个数据库接收国内干细胞库、国际干细胞库及其他研究学会的干细胞信息。与其他资料库不同的是，该库中的细胞系的信息与图书馆中与之相关的研究性文章相关联。自建立以来，该库已有超过 1375 种多能干细胞系的信息，包括 1143 种人胚胎干细胞系和 232 种 iPS 细胞系。

（3）国际干细胞研究协会的人胚胎干细胞来源数据库接收并校对与人类胚胎干细胞来源及与伦理相关的文件信息等，准许各地的干细胞研究监管机构和资助方进行相关查询，从而减轻监管机构、调查机构和研究机构的负担。国际干细胞研究协会呼吁各实验室和研究机构提交所研究细胞系的来源和监管材料，促进国际科学界干细胞研究的互惠互利。

（4）美国国立卫生研究院的人类多能干细胞数据库，美国国立卫生研究院在布什时期的研究对象仅为干细胞研究被禁之前保存的 21 种人胚胎干细胞。但是在美国干细胞研究解禁后，由美国国立卫生研究院进行资助研究的新细胞系数量急剧增加。为了统计对比美国国立卫生研究院资助研究的干细胞系（包括人类胚胎干细胞、成体干细胞和 iPS 细胞），该数据库自成立已累计登记了 147 种干细胞信息，包括细胞系的来源信息、研究人员联系方式及其他鉴定信息。

3）我国干细胞库建设

我国干细胞保存及干细胞库建立较欧美国家稍晚，其中北京干细胞库成立于 2007 年 1 月，是我国最为知名的干细胞库，主管机构为中国科学院暨天津干细胞与再生医学研究中心。其由中国科学院动物研究所会同天津市中心妇产科医院、北京大学干细胞中心、首都医科大学宣武医院共同支持建立。

目前，北京干细胞库库容达 1000 株，包括人、小鼠、大鼠、猴的胚胎干细胞系和不同发育潜能的 iPS 细胞系及不同患者的 iPS 细胞系。另外，还自主建立和创造了不同物种来源的成体干细胞系，并先后向相关科研单位提供了 200 余次细胞系。科研服务引进了先进的 ISO 和 GMP 管理方法，并已建立基因操作技术、干细胞鉴定、临床级人胚胎干细胞系培养体系等技术平台。

除此之外，我国还有南方干细胞库、中国科学院干细胞库和华东干细胞库。南方干细胞库成立于 2008 年 6 月，主管机构为中国科学院广州生物医药与健康研究院分子医学中心，并由中山大学、中山大学第二附属医院和广州医学院第三附属医院共同支持。南方干细胞库侧重在疾病干细胞建系和人孤雌胚胎干细胞建系，和北京干细胞库联合共同构建孤雌胚胎干细胞建系的技术平台。中国科学院干细胞库成立于 2007 年 1 月，主管机构为中国科学院上海生命科学研究院。中国科学院干细胞库旨在建立、收集、鉴定、贮藏和供应干细胞，并提供干细胞研究相关的技术和材料，促进中国干细胞资源（特别是人类胚胎干细胞资源）的共享，为中国干细胞研究的发展和国际交流提供支持。华东干细胞库由同济大学建立，是全国干细胞库的组成部分和管理中心，为华东地区为主的干细胞研究科学家提供材料和服务，同时负责国家干细胞资源库网站和中心数据库及整个干细胞库运行工作的管理和协调。华东干细胞库侧重建立临床级人类胚胎干细胞系和无动物成分人类胚胎干细胞系，提供各种经过干细胞库鉴定和标准化的干细胞材料，包括研究级的各种干细胞、临床级人类胚胎干细胞、无动物成分人类胚胎干细胞、人孤雌胚胎干细胞及个别疾病干细胞等，并提供胚胎干细胞相关的技术咨询、技术培训、干细胞系鉴定等服务。

4）造血干细胞库的发展及现状

造血干细胞库按照干细胞来源不同可分为两类：脐带血造血干细胞库和骨髓造血干细胞库。其中骨髓造血干细胞库为"造血干细胞捐献者资料库"，因为骨髓造血干细胞库并没有进行实物储存，仅作为资料库储存了捐献者的资料。

美国纽约血液中心（NYBC）于 1992 年 9 月创建了世界第一个脐带血库。自 1994 年 Kurtzberg 报道了首例非血缘关系供体脐带血造血干细胞移植成功案例后，世界许多国家都相继建立了脐带血库。除美国之外，欧洲发展得尤为迅速，英国、法国、意大利、德国、西班牙、荷兰、比利时、丹麦、芬兰均已建立脐带血库；亚洲的日本、新加坡、曼谷、印度尼西亚的脐带血库也随之建立；同时以色列、澳大利亚、巴西、波兰、瑞士、捷克、阿根廷、古巴、墨西哥也着手建设。迄今全世界有 40 多个国家设立的各种性质的脐带血库 250 多家，非血缘关系脐带血造血干细胞的移植及应用超过 30 000 例，自体或血缘关系脐带血造血干细胞的成功移植案例也逐年上升。这些脐带血库中只有少数是国家或学术机构出资设立的"公共库"，即我们所说的单纯公共/非血缘关系脐带血造血干细胞库。大部分脐带血库都有偿提供自体/有血缘关系造血干细胞的储存服务。

目前，脐带血造血干细胞移植数量最多、发展最快的国家为日本。由 11 家公共脐带血库组成的日本脐带血库联盟（JCBBN），共有库存脐血 30 000 余份，截至 2011 年年底，该联盟已向临床提供 8144 份脐带血，实施移植 8072 例。2010 年和 2011 年，连续两年脐带血造血干细胞移植数超过 1000 例，且呈逐年增加趋势，日本每年的脐带血造血干细胞移植例数接近其国内造血干细胞移植总数的 50%。

截至 2012 年 4 月，世界范围内已至少有 49 个国家建立了 66 个骨髓库，志愿捐献者达到 1895 多万人。其中最大的为美国骨髓库（NMDP），它于 1987 年成立，至今已有 950 多万名志愿者，捐献方式有骨髓捐献和外周血造血干细胞捐献，每年的移植量为 5500 多例，截至目前，累计移植量超过 50 000 例。其次为德国骨髓库，有 450 多万名志愿者，每年有 3000 多例移植。中国台湾慈济骨髓库成立于 1993 年，截止到 2009 年 7 月，志愿者人数超过 32 万，移植案例 1948 例。有些骨髓库的建立是为了消除跨国查询、捐献和移植的障碍，如世界骨髓库和欧洲骨髓库。到 2012 年 4 月，世界骨髓库包含了 49 个国家的 66 个骨髓库和 30 个国家的 44 个脐带血库。欧洲骨髓库位于荷兰，库存达到 370 万份。

我国原卫生部批准的具有运营资质的脐带血造血干细胞库有 7 家，分别是北京脐带血造血干细胞库、天津脐带血造血干细胞库、山东脐带血造血干细胞库、上海脐带血造血干细胞库、浙江脐带血造血干细胞库、四川脐带血造血干细胞库和广东脐带血造血干细胞库。其中北京脐带血造血干细胞库是已建成的脐带血库中规模最大的，库容量可达 50 万份。这 7 家脐带血库除进行自体储存以外，还建立了相应的公共库，属于特殊血站。除了由原卫生部批准的脐带血库以外，全国各种不同的生物公司也分别开展了脐带血造血干细胞的自体储存业务，如江苏北科生物公司运营的北科干细胞库、博雅干细胞库等。

我国的骨髓库为中国造血干细胞捐献者资料库，前身是 1992 年卫生部批准建立的"中国非血缘关系骨髓移植供者资料检索库"，2001 年中国红十字会重新启动了建设资料库的工作。至 2011 年，全国共建立 31 个省级分库，可用于为患者检索人类白细胞抗原（HLA）配型的资料 145 万份，已有 2500 多名志愿者为患者捐献了造血干细胞。

5）其他成体干细胞库的发展及现状

自 1993 年以来，不断有研究证实间充质干细胞具有向各个不同组织分化的潜能。在这些研究成果的基础上，科学家预言了间充质干细胞再生医学领域的治疗潜力。受到脐带血造血干细胞库建立的启发，很多国家已经建立了间充质干细胞库。但是由于国际尚没有针对该种干细胞的规定或者认证机构，所以间充质干细胞库的建设都处在初级阶段，还没有发展为成熟的产业。近几年来，脐带来源的间充质干细胞所受关注最多，脐带间充质干细胞库建立的呼声也最高。已有少量单纯的脐带间充质干细胞库成立了，如天津昂赛、青岛奥克等。除此之外，很多综合干细胞库也开展了脐带间充质干细胞的储存，如印度的 Reliance Life Sciences 公司，以及中国台湾讯联生物科技公司、江苏北科干细胞库、博雅干细胞库。

除了脐带间充质干细胞库，牙髓干细胞库、胎盘干细胞库和羊膜干细胞库等也相继成立。牙髓干细胞库以乳牙牙髓干细胞库为主。美国 BioEden 公司在得克萨斯州创立"乳牙银行"（Baby Tooth Cell Bank）并在英国（面向欧洲）和泰国（面向东南亚）建立了国际实验室，以构建乳牙牙髓干细胞储存库。日本广岛大学于 2005 年建立了 Three Brackets 研究所，这是日本第一家牙齿银行（Tooth Bank），并于 2008 年与中国台北医学大学实验室合作建立台湾第一家牙髓干细胞库，其中就包括乳牙牙髓干细胞；随后，在 2007年，名古屋大学也建立起类似的实验室。在北欧挪威，牙齿银行已经收集了超过 10 万颗乳牙样本，并且建立起宣教的机构以普及干细胞储存意识。除了单纯的牙髓干细胞库外，更多的乳牙牙髓干细胞的储存由综合的干细胞库进行，如中国台湾讯联生物科技公司、LifeCell 公司等。目前认为，胎盘干细胞包括胎盘间充质干细胞和胎盘造血干细胞，一般需要将两类细胞分开储存。国际上鲜见有成熟独立的胎盘干细胞库成立的报道，国内的胎盘干细胞库主要有汉氏联合。

羊膜干细胞库冻存从羊水中分离的干细胞，世界第一家羊膜干细胞库由总部位于意大利的 Biocell Center 公司于 2008 年建立。

2. 干细胞临床研究

干细胞临床研究目前主要集中于骨科、皮肤、心血管、癌症、糖尿病、创伤修复、血液病、泌尿系统、牙科、眼科等领域。从地理分布来看，主要位于美国、欧洲、加拿大等国家或地区（图 3-20），我国干细胞临床研究数量也较多。

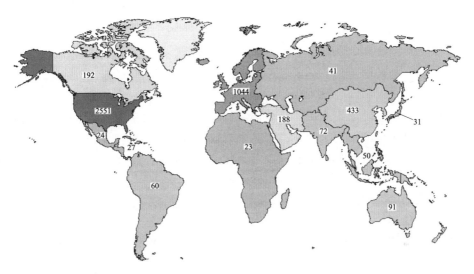

图 3-20 全球干细胞主要临床试验分布

注：图中数字表示干细胞临床研究数量

资料来源：www. clinicaltrials. gov

全球正在进行的干细胞研究大多处于临床早期，I期临床试验数为 1465 项，Ⅱ期为 2374 项，Ⅲ期为 514 项，Ⅳ期为 121 项（图 3-21）。由于干细胞研究处于前沿领域，临床试验终点疗效有多种不可控因素，因此距离大量产品走向临床应用还有一段距离。目前国际上已经有 10 余项成体干细胞产品进入临床推广应用。可以预期在 5～10 年之后，更大量干细胞产品将进入临床应用。

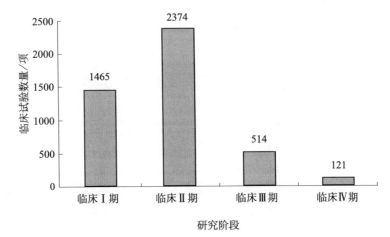

图 3-21 全球干细胞临床试验研究阶段分布

资料来源：www. clinicaltrials. gov

3. 干细胞产品

由于干细胞药物的特殊性，各国政府在相关药物研发方面对干细胞药物的有效性、安全性、可控性有着严格的监管，新药上市前必须经过严格的临床前与临床试验，以证明其安全有效、质量可控。即使药物经过这些试验，顺利上市后还会进一步监控可能之前未被发现的不良反应。

(1) 研发品种。从数据库检索到的 257 种干细胞相关药物品种中，有 62 种处于早期生物活性测试阶段（离最终成为上市药品还有很长距离）；处于临床前期的有 65 种，进入Ⅲ期临床试验的有 11 种，处于Ⅱ/Ⅲ期的有 4 种，进入Ⅱ期临床试验的有 22 种，Ⅰ期临床试验的有 26 种，目前上市的有 11 种，为 NuVasive Osiris 公司生产的人间充质干细胞产品，用于治疗骨骼疾病。已注册的药品是 Aastrom Biosciences 公司在 2001 年注册的脐带血干/祖细胞。因此，由图 3-22 可知，目前大部分的干细胞相关药物是处于生物活性测试和临床前期试验阶段，少数药品进入Ⅲ期临床试验阶段，尚无国家在干细胞领域形成产业优势。

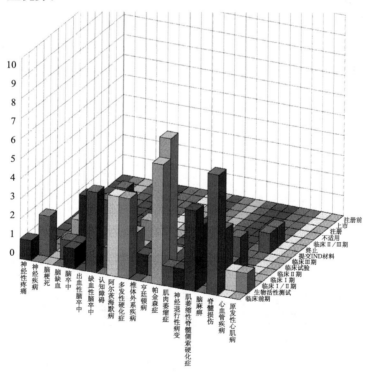

图 3-22　干细胞研发阶段与治疗疾病组合分析

资料来源：根据汤森·路透公司 Integrity 数据库结果整理

（2）研发机构。从全球干细胞研发药物机构的分布情况来看（图3-23），基于 Integrity 数据库所提供的数据，研发干细胞药物最多的公司是 Aastrom Biosciences，共有8种在研；Osiris 诊疗公司也是成体干细胞研究领域的领先企业，共有8种在研。位于加利福尼亚州的 Geron 公司在干细胞市场也较活跃，共有7种在研。Osiris 诊疗公司的核心药品 Prochymal 主要是用于治疗移植物抗宿主病。其他一些也在进军干细胞研究领域的公司包括 StemCells、Cytori 和 SanBio 等。同时，从全球干细胞研发药物机构分布图还可看出，即使是干细胞领域领先的企业，其研发的药品数量也仅占所有研发药品数量的2.3%，前20位企业研发的药品数量占总量的比例不超过40%，因此可以反映出目前全球的干细胞市场处于"百家争鸣"的态势。

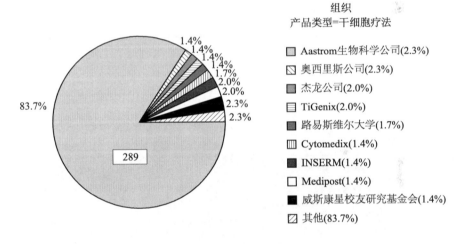

图 3-23 全球干细胞研发药物机构分布

资料来源：根据汤森•路透公司 Integrity 数据库结果整理

（3）治疗领域。干细胞研发的治疗领域应用十分广泛，在检索到的257种干细胞相关药物品种中：神经系统类药物有69种，占所有干细胞药物品种的26.8%；心血管类药物有54种，占21.0%；溶瘤细胞药物有43种，占16.7%。

（4）治疗疾病。从治疗疾病细分领域来看，在检索到的干细胞相关药物品种中，治疗心肌梗死的有29种，治疗糖尿病的药物有20种，治疗脊髓损伤的药物有18种，治疗帕金森病的药物有16种，治疗多发性硬化的药物有14种，治疗肌萎缩侧索硬化症的作用剂有12种，治疗脑卒中的有11种，治疗癌症的有11种，治疗心衰的有10种，治疗临界性肢体缺血的有9种。从上述分析可以看出，全球范围内干细胞相关药物研发活跃，但从研发项目的数量上来看该研究领域还处于逐步上升阶段。图 3-24 展示的是干细胞药物研发前 20 家公司的研发重点分布情况，可以看出，Aastrom Biosciences 公司和 Osiris 诊疗公司干细胞产品覆盖范围较大：Aastrom Biosciences 公司以白血病和骨修复干细胞疗法的产品最多；Osiris 诊疗公司的产品集中在急性心肌梗死治疗药物、免疫抑制剂及造血系统领域药物。

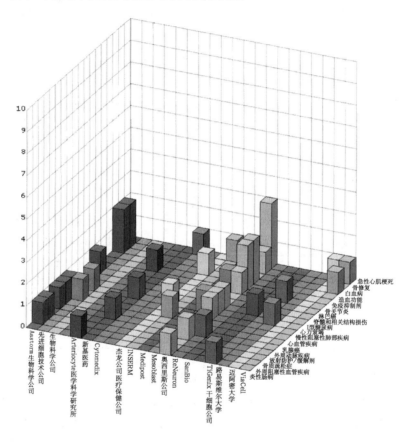

图 3-24　干细胞研发机构与治疗领域组合分析

资料来源：根据汤森·路透公司 Integrity 数据库结果整理

（5）上市产品。目前已经上市的干细胞产品为 11 个，均来自成体干细胞（表 3-14）。虽然胚胎干细胞的研究受到 iPS 细胞和直接转分化的冲击，但目前获准进入临床试验的多能干细胞仍然是胚胎干细胞的项目。2009 年 1 月，美国 FDA 批准 Geron 公司开展人胚胎干细胞来源的少突胶质细胞治疗脊髓亚急性损伤的临床试验，这也是人类历史上第一个进入临床试验阶段的干细胞产品。虽然该临床研究项目在接受了 4 例患者治疗后，于 2011 年 11 月 14 日因费用过高而不得已终止，但是 Geron 公司在脊髓损伤上的 I 期临床试验进展顺利并且还获得加利福尼亚州再生医学中心提供的 2500 万美元的继续资助。2011 年 1 月，美国 FDA 批准美国先进细胞技术公司开展利用胚胎干细胞治疗老年黄斑变性的临床试验。2011 年 9 月，美国先进细胞技术公司在欧洲获得批准开展人类胚胎干细胞临床研究，利用人类胚胎干细胞来源视网膜色素上皮细胞就青少年失明展开临床试验。这也是欧洲首次批准人类胚胎干细胞临床研究。

表 3-14 已经上市的干细胞产品

机构	时间	商品名	公司	来源	适应证
欧洲药品管理局	2009 年 10 月	ChondroCelect	比利时 TiGenix 公司	自体软骨细胞	膝关节软骨缺损
美国 FDA	2009 年 12 月	Prochymal	美国 Osiris 诊疗公司	人异基因骨髓来源间充质干细胞	儿童移植物抗宿主病和克罗恩 (Crohn) 病
澳大利亚 TGA	2010 年 7 月	MPC	Mesoblast 公司	自体间质前体细胞产品	骨修复
韩国 FDA	2011 年 7 月	Hearticellgram -AMI	FCB-Pharmicell 公司	自体骨髓间充质干细胞	急性心肌梗死
美国 FDA	2011 年 11 月	Hemacord	纽约血液中心	脐带血造血祖细胞用于异基因造血干细胞移植	遗传性或获得性造血系统疾病
韩国 FDA	2012 年 1 月	Cartistem	Medi-post 公司	脐带血来源间充质干细胞	退行性关节炎和膝关节软骨损伤
韩国 FDA	2012 年 1 月	Cuepistem	Anterogen 公司	自体脂肪来源间充质干细胞	复杂性克罗恩病并发肛瘘
加拿大	2012 年 5 月	Prochymal	美国 Osiris 诊疗公司	骨髓干细胞	儿童急性移植物抗宿主病
欧洲药品管理局	2014 年 12 月	Holoclar	意大利 Chiesi Farmaceutici	角膜缘干细胞	角膜缘干细胞缺损
欧洲药品管理局	2014 年	Stempeucel®	Stempeutics 公司	异体间充质干细胞	血栓闭塞性脉管炎
日本	2015 年 9 月	TEMCELL	日本 JCR Pharmaceuticals	异体间充质干细胞	移植物抗宿主病

4.我国干细胞产业

目前我国干细胞产业链条分为上游、中游、下游产业三种不同的商业模式。产业链上的各家企业在其业务上也各自有所侧重。

1) 上游产业：干细胞采集及存储业务

上游企业主要以干细胞采集和存储业务为主体，其主要业务模式为脐带血干细胞、脐带间充质干细胞、脂肪干细胞、牙齿、经血、羊膜等干细胞物质的采集及存储。代表企业有协和干细胞基因工程有限公司的天津市脐带血造血干细胞库、上海市干细胞技术有限公司的上海脐带血造血干细胞库等。

脐带血造血干细胞库的存储业务的开展主要是由于新生儿脐带血中含有丰富的造血干细胞。脐带血造血干细胞移植一方面可以减轻白血病等恶性血液病治疗过程中放疗、化疗产生的副作用，另一方面也可促进患者造血功能恢复。目前脐带血造血干细胞移植主要用于对儿童造血干细胞移植治疗。除了脐带血造血干细胞库外，近年来各种组织库及间充质干细胞库也逐渐发展，如深圳市间充质干细胞库、山东省人类脐带间充质干细胞库等。相对于脐带血干细胞主要用于治疗血液和免疫系统疾病，脐带间充质干细胞具有更强的医疗应用潜能，研究资料显示它可以分化为神经细胞、成骨细胞、软骨细胞、肌肉细胞及脂肪细胞等，在细胞治疗、组织器官修复和基因治疗等方面都显示出巨大的应用潜力。目前上市的干细胞产品主要为间充质干细胞。随着组织间充质干细胞研究的不断深入，消费者治疗需求也在不断增加，成为未来干细胞存储业务市场的发展点。

2) 中游产业：干细胞技术研发

中游企业主要包括各类从事干细胞增殖、开发干细胞制剂业务等干细胞技术及产品研发的相关企业。它们为研发组织和个人提供干细胞，为疾病的发病机理研究提供干细胞，为新型药物研制提供干细胞。这些类型的企业以输出干细胞治疗技术为主，主要对脑瘫、脊髓损伤、视神经发育不全、遗传性共济失调等神经系统疾病，以及糖尿病、肌营养不良等难治性疾病提供干细胞治疗技术。以前这些企业通过向医院提供干细胞技术体系并收取技术服务及技术使用权转让费获得收益，或者通过为患者提供个体化治疗，再按照一定的比例与医疗机构分享治疗费用。但随着国家干细胞制剂制备和临床管理条例的推出，其商业运营的模式也在改变。

3）下游产业：干细胞移植及治疗

下游企业主要以各类干细胞移植及治疗业务为主体，主要包括一些开展干细胞治疗的医院。截止到 2008 年 12 月 31 日，根据卫生部《非血缘造血干细胞移植技术管理规范》和《非血缘造血干细胞采集技术管理规范》，经省级卫生行政部门批准并在中国造血干细胞捐献者资料库管理中心备案的造血干细胞移植、采集医院总计 107 家。2016 年 3 月国家公布了第一批备案的 30 家干细胞临床试验机构。细胞治疗是近年来生物技术领域中分子生物学、分子免疫学、细胞生物学和临床医学多学科高度交叉产生的一种全新的生物治疗策略，即以治疗为目的，向患者移植细胞制品，利用细胞的再生性和介入性，对患者的病灶进行生物治疗。细胞治疗由于具有特殊的治疗效果，特别是对那些难治性、恶性疾病（如癌症和糖尿病等自身免疫性疾病、脏器坏死性疾病及神经退行性疾病）有一定的治疗效果，因此成为当今世界生命科学临床应用领域中开发的热点。

4）干细胞产业与其他产业的结合

（1）研究试剂产业。干细胞产业是目前国际生物医药界的研究热点，虽然干细胞产业的各种商业模式尚不成熟，但是对支撑干细胞基础研究、临床研究的试剂体系和工业化生产材料以及其他相关支撑产业具有成熟的运营模式。

（2）基于遗传信息的产业。干细胞是一种高度个性化的生物资源，其利用需要依赖于对遗传信息的分析。

（3）诊断检测试剂产业。干细胞的临床应用需要对疾病的种类、疾病的发生原因、疾病的发生阶段进行分析。干细胞的准确定位可能还需要特殊试剂的参与。干细胞治疗效果需要试剂的术后评价。

（4）生物工程材料和人造组织器官产业。干细胞是再生医学的细胞组分。生物工程材料又称为生物支架材料，是再生医学中的形态维持材料、力量承受材料，新型生物工程材料还可以在体内诱导干细胞按照特定组织器官的需要进行分化。因此，生物工程材料是干细胞产业快速发展的支撑产业。

第三节　组 织 工 程

"组织工程"一词最早是在 1987 年美国国家科学基金会举办的生物工程

小组会上提出的，1988 年将其正式定义为：应用生命科学与工程学的原理与技术，在正确认识哺乳动物的正常及病理两种状态下的组织结构与功能关系的基础上，研究开发用于修复、维护、促进人体各种组织或器官损伤后的功能和形态的生物替代物的一门新兴学科。其基本原理和方法是将体外培养扩增的正常组织细胞吸附于一种具有优良细胞相容性并可被机体降解吸收的生物材料上形成复合物，然后将细胞-生物材料复合物植入人体组织、器官的病损部位，在作为细胞生长支架的生物材料逐渐被机体降解吸收的同时，细胞不断增殖、分化，形成新的并且其形态和功能与相应组织、器官一致的组织，从而达到修复创伤和重建功能的目的。

组织工程学是应用细胞生物学、生物材料和工程学的原理，研究开发用于修复或改善人体病损组织或器官的结构、功能的生物活性替代物的一门科学。组织工程学能以少量种子细胞经体外扩增后与生物材料结合，构建出新的组织或器官，用于替代和修复病变、缺损的组织器官，重建生理功能。与传统的自体或异体组织、器官移植相比，它克服了"以创伤修复创伤"、供体来源不足等缺陷，将从根本上解决组织、器官缺损的修复和功能重建等问题。世界各国对组织工程基础研究，心肌修复、骨组织修复等重要脏器修复及产品等方面给予了充分的重视，部分国家成立了规模较大的组织工程研究中心和尖端医疗中心，为组织工程应用研究、医药产品的临床试验及医疗设备研制奠定了基础。

一、组织工程文献评价

1. 组织工程研究文献数量持续增长

在组织工程领域，研究文献数量保持持续增长趋势（图 3-25）。但近年来增长趋势变缓，显示组织工程领域相关技术已逐渐成熟。我国自 2004 年开始组织工程相关文献增长较快，整体增速要高于美国。

2. 美国、中国、德国三国研究实力较强

在组织工程领域，美国、中国、德国研究实力较强。美国研究实力领先于其他国家，发文量达到一万篇以上。我国组织工程研究实力排名第二，说

明我国在该领域中也较为领先。其他实力较强的国家为德国、日本、英国、韩国、意大利、加拿大、荷兰、瑞士等（图3-26）。

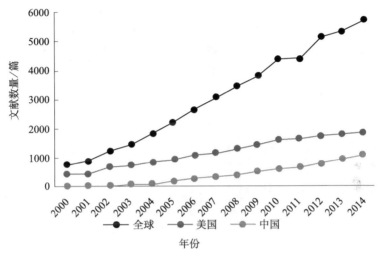

图 3-25　2000～2014 年组织工程文献数量增长趋势

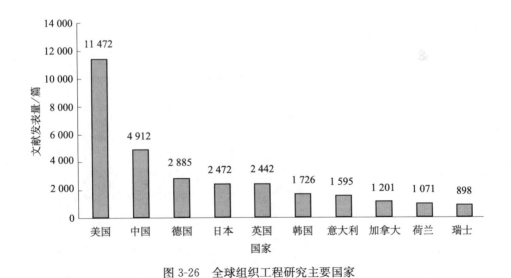

图 3-26　全球组织工程研究主要国家

3. 美国研究机构领先

美国研究机构整体实力较强，产出较多的研究机构多为综合性大学。美国组织工程研究较强的机构有哈佛大学、密歇根大学、加利福尼亚大学系统、麻省理工学院等。哈佛大学是美国顶尖生物医学研究机构之一，也是美国最大的组织工程研究中心，是全球最早成立组织工程实验室的研究机构，哈佛大学医学院的查尔斯·瓦坎蒂（Charles Vacanti）教授为组织工程的先驱（图 3-27）。其他国家领先的研究机构包括伦敦大学、新加坡国立大学、葡萄牙米尼奥大学等。中国科学院也处于较为靠前的位置，但这与我国整体文献发表数量不相称，显示出我国组织工程领域研究实力较为分散。

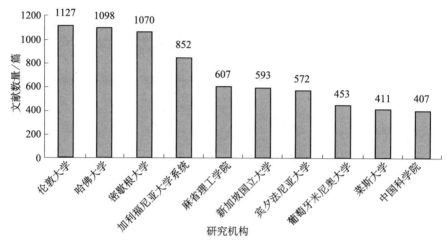

图 3-27　全球组织工程排名位前的主要研究机构

4. 我国基金资助产出成果丰硕

组织工程研究领域，依然是美国国立卫生研究院与美国国家科学基金会资助产出文献数量最多。中国国家自然科学基金委员会与 973 计划资助发表论文的数目也令人瞩目，高于英国工程与自然科学研究委员会、日本文部科学省等（图 3-28）。

5. 专利申请呈现快速上升趋势

分析组织工程的专利情况，发现全球自 2000 年至 2002 年组织工程专利数量迅速增长，2002 年之后有所下降，一直到 2008 年处于相对稳定状态，2008 年后经历短暂增长，在 2010 年开始持续回落（图 3-29）。中国与美国申请专利数量最多，其次是俄罗斯、加拿大、澳大利亚、日本、韩国、德国、墨西哥等国家（图 3-30）。

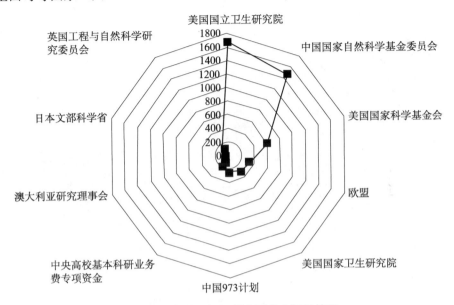

图 3-28　全球组织工程主要基金资助情况

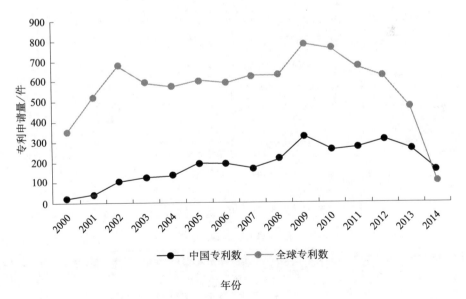

图 3-29　2000～2014 年度组织工程专利申请趋势

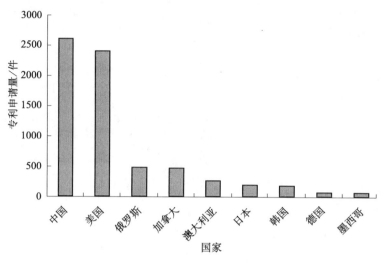

图 3-30　世界各国组织工程申请专利情况

全球组织工程专利主要申请人（机构）有麻省理工学院、Diaoexus 公司.、Sun Yongming 等，主要发明人有 Sun Yongming、Liu Chenghua、Macina Roberto A 等，国内组织工程专利主要申请机构有浙江大学、东华大学、清华大学、四川大学、天津大学、中国人民解放军第四军医大学、暨南大学、中国人民解放军第二军医大学、武汉大学、中国人民解放军第三军医大学等（表 3-15），主要发明人有曹谊林、崔磊、刘伟、高长有等（表 3-16）。

表 3-15　世界和我国组织工程专利主要申请人机构　（单位：件）

世界主要申请人（机构）	专利数	中国主要申请人（机构）	专利数
麻省理工学院	158	浙江大学	108
Diaoexus 公司	143	东华大学	95
Sun Yongming	128	清华大学	91
加利福尼亚大学系统	106	四川大学	64
Japan Tissue Eng 公司	106	天津大学	57
Liu Chenghua	102	中国人民解放军第四军医大学	56
Macina Roberto A.	78	暨南大学	45
麻省总医院	70	中国人民解放军第二军医大学	44
Ethicon 公司	69	武汉大学	41
密歇根大学	68	中国人民解放军第三军医大学	41

表 3-16 世界和我国组织工程专利主要发明人 （单位：件）

世界主要发明人	专利数	中国主要发明人	专利数
Sun Yongming	192	曹谊林	75
Liu Chenghua	152	崔磊	63
Macina Roberto A.	110	刘伟	62
Turner Leah R.	83	高长有	47
Salceda Susana	74	陈学思	38
Langer Robert S.	68	金岩	36
Bell Eugene	64	樊瑜波	34
Recipon Herve	64	王常勇	32
Perez Edward	60	沈家骢	31
Atala Anthony	56	杨庆	30

6. 组织工程临床研究较少

组织工程临床研究目前主要集中于种子细胞、生物材料、构建组织和器官的方法和技术，以及组织工程的临床应用。从地理分布来看，主要位于美国、中国、加拿大等国家（图 3-31）。

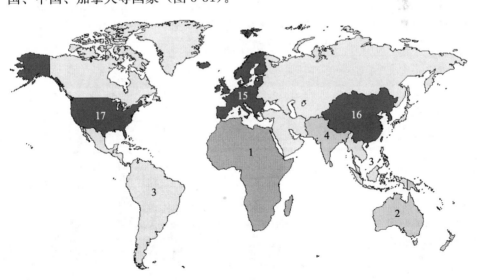

图 3-31 全球组织工程主要临床试验分布

注：图中数字表示进行组织工程临床试验的数量

全球正在进行的组织工程研究大多处于临床早期，Ⅰ期临床试验有 16 项，Ⅱ期为 13 项，Ⅲ期为 10 项，Ⅳ期为 2 项（图 3-32）。

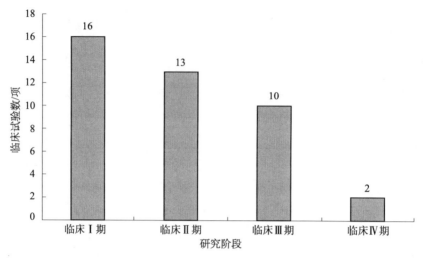

图 3-32　全球组织工程临床试验研究阶段分布

7. 我国组织工程发展研究趋势

（1）我国组织工程发展迅速。2000 年以来，我国组织工程研究呈快速发展趋势，SCI 总发文量为 4597 篇文献，2000～2004 年增长缓慢，2005 年之后发展迅速，以每年 100 篇左右文献递增（图 3-33）。

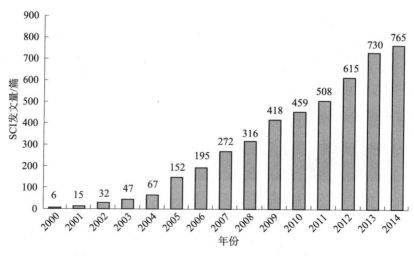

图 3-33　2000～2014 年我国组织工程 SCI 发文情况

（2）中国科学院等机构组织工程研究实力较强。中国科学院在我国组织工程领域研究实力最强，其他主要机构有四川大学、上海交通大学、清华大学、浙江大学、东华大学、中国人民解放军第四军医大学、华中科技大学、香港大学、武汉大学等（图3-34）。

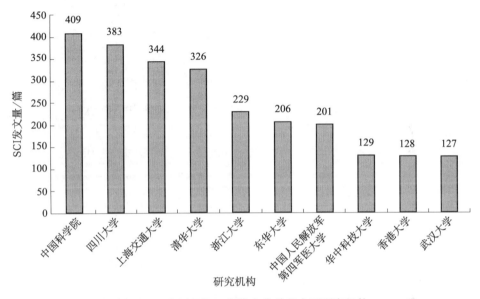

图 3-34　我国组织工程排名位前的主要研究机构

（3）国家自然科学基金为主要基金资助。在我国组织工程领域，国家自然科学基金资助力度最大，占总基金资助的 66％，其他基金有中央高校基本科研业务费专项资金、973 计划、新世纪优秀人才支撑计划、863 计划、上海市科学技术委员会、中国博士后科学基金、科技部、中国科学院、教育部等（图3-35）。

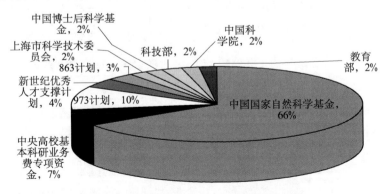

图 3-35　我国组织工程主要基金资助情况

（4）我国组织工程主要研究团队。我国组织工程领域在组织工程技术构建骨、软骨、表皮、角膜、神经等领域已经取得许多进展，建立了一支组织工程研究队伍。其中主要团队包括上海交通大学医学院第九人民医院曹谊林、中国人民解放军第四军医大学金岩、中国人民解放军军事医学科学院王常勇等（表3-17）。

表 3-17　我国组织工程主要研究团队

机构	姓名	研究领域	研究方向
上海交通大学医学院附属第九人民医院	曹谊林	整形外科	组织工程学
	周广东	整形外科	成体干细胞和软骨组织工程
	刘伟	整形外科	组织工程和整形外科基础、创伤愈合和瘢痕等
	崔磊	整形外科	组织工程基础研究及其临床应用
中国人民解放军第四军医大学	金岩	组织工程	骨、牙齿和神经的生长发育，愈合和修复中的基因调控和分子信号传递，肿瘤的发生和早期诊断，口腔、角膜组织工程，以及生物活性复合材料的研制和应用等
	毛天球	口腔颌面外科	口腔颌面部肿瘤诊治、创伤救治及颌面整复
	胡蕴玉	骨科	骨关节损伤和骨移植研究，异种骨移植
南方医科大学附属南方医院	魏宽海	创伤骨科	肩、肘关节创伤及运动损伤的诊治
南方医科大学	裴国献	创伤骨科	骨组织工程学研究、肢体创伤显微与重建、南方战区战创伤研究
四川大学	杨志明	骨科	创伤修复与功能重建基础研究与临床，干细胞与组织工程
	李秀群	骨科	骨组织功能重建与创伤修复
	秦廷武	生物医学工程	干细胞力学及力学生物学，组织工程及再生医学材料，创伤修复及临床生物力学
	解慧琪	生物治疗	干细胞与组织工程，心血管再生研究
	罗静聪	生物化学基础医学	细胞外基质代谢调控，长期从事生物衍生材料的制备评价，材料-细胞相互作用，组织工程化骨、软骨、肌腱、神经等的构建和代谢调控研究
	田卫东	口腔颌面外科	牙再生及牙组织工程研究，口腔生物材料的研究，骨代谢及骨细胞生物力学、骨修复材料研究，颞下颌关节疾病基因治疗的研究

续表

机构	姓名	研究领域	研究方向
中国人民解放军军事医学科学院	张西正	生物医学工程	生物力学在组织工程、生物医学材料、战创伤救治及医疗卫生装备中的应用研究
	王常勇	组织工程	软骨和骨组织工程研究，胰岛、膀胱和心肌再造的组织工程学研究
	郭勇	生物医学与工程	生物材料与仿生
中国人民解放军第三军医大学	许建中	骨科	骨科临床；骨外固定与骨折愈合及肢体延长的临床与实验研究；对骨不连、严重肢体短缩及骨畸形的骨外固定治疗有较深入的了解；特别是对周围神经牵伸延长、上颈椎损伤外科治疗、脊柱畸形三维矫治的实验研究
	杨柳	关节外科	髋与膝关节外科、骨缺损及肢体延长治疗；软骨与骨组织工程学，关节 MRI 影像学，以及骨折愈合及骨延长等研究
	伍津津	皮肤科	毛囊细胞生物学和人工皮肤
	周强	骨科	脊柱外科及骨组织工程的临床与基础研究
	李起鸿	骨科	脊柱骨折、四肢开放性骨折的分类与内固定治疗及颈椎病的诊治；骨软骨组织工程
	周跃	骨科	脊柱外科应用基础研究和临床诊疗；微创脊柱外科技术
解放军总医院	卢世璧	骨科	人工关节的研制、基础研究及临床应用；周围神经损伤研究；微波治疗骨肿瘤及骨引导再生、骨、软骨组织工程的研究
同济医科大学附属协和医院	郑启新	骨科	脊柱脊髓损伤及疾病的治疗；骨与关节损伤的治疗；骨生物材料与组织工程的基础及应用研究
清华大学	孙伟	生物制造	生物制造、快速成型和重型机器
天津医院	李秀兰	骨科	中西医结合加速感染性开放性骨折、骨与软组织再生与修复的作用机制、外用中药、细胞因子、生物载体，特别是组织工程皮肤和骨的研究；激素性股骨头坏死的致因与治则，骨性关节病的相关基础研究
天津理工大学	张春秋	机械工程	骨组织工程的基础研究及临床应用
华南理工大学	王迎军	生物医学工程	骨组织多级仿生关键技术、再生修复与功能重建生物应答机理研究等

二、组织工程发展现状与趋势

组织工程以少量种子细胞经过体外扩增后与生物材料结合，修复较大的组织或器官缺损，重建生理功能，是符合创伤修复原则的生理性修复技术。我国国家食品药品监督管理局发布的《中华人民共和国组织医药行业标准》（YY/T 0606.3—2007）对组织工程学的定义为：一门将生命科学和工程学的原理与技术相结合，发展具有生物活性功能的替代物或移植物，用于修复、改善、再生组织或器官结构与功能的交叉学科。组织工程的提出、建立和发展，改变了传统"以创伤修复创伤"的治疗模式，为最终实现无损伤修复创伤和真正意义上的结构、形态与功能重建开辟了新的途径。

组织工程是在多学科交融渗透的基础上发展起来的新兴学科，在世界范围内经过 20 余年的研究，目前组织工程研究已经涉及生命科学的几乎所有相关研究领域，得到了各国政府科研基金的重点资助，成为世界各国在生物科技领域产业化发展方面展开竞争的重点。组织工程产品所蕴含的巨大应用前景，也促使企业界投入巨额资金进行组织工程的研究。来自政府的科研基金与企业的研发投入，推动了组织工程研究与产业化的稳定发展，国际组织工程的产业化发展总体规模得以保持稳定。目前以组织工程为核心的生物科技公司数量不断增加。从 20 世纪 90 年代初至今，投入到组织工程研发的资金总额已经达到 45 亿美元，年增长率为 11%，虽然组织工程的研究与开发目前尚处于初始阶段，但其相关产品或初级产品已经进入市场。据欧盟调查，2015 年，全球组织工程市场约有 250 亿美元，年增长率为 12%，美国市场有 100 亿美元，约占全球的 1/4。因此，组织工程的研究必将促进相关高技术产业的交叉、渗透和发展，同时，还可以演化或衍生出新的高技术产业。

我国是一个人口大国，每年由于炎症、溃疡、外伤、烧伤、肿瘤术后及先天畸形等原因造成的器官缺损与异常人群非常庞大，组织工程产品在我国的需求远远超过其他国家。我国组织工程学研究起步稍晚，但在我国各级政府的高度重视与扶持、引导下，在 973 计划、863 计划、国家自然科学基金委员会等重点资助下，从无到有，逐步发展壮大起来。1994 年，上海市科学技术委员会将组织工程研究作为重点资助方向，组织工程重大研究项目正式立项，标志着中国组织工程研究正式起步。1997 年，组织工程课题在国家自然科学基金正式立项，同年，上海成立我国第一个组织工程实验室——上海组织工程研究重点实验室。1998 年，973 计划正式将"组织工程的基本科学问题"研究课题立项，上海第二医科大学（今上海交通大学医学院）、四川大学华西医学院、天津大学、中国科学院力学研究所与中国科学院化学研究所为项目共同发起单位，该项目的确立标志着国家已将组织工程的研究列为高新技术领域的重点发展项目。从2002年的"十五"到2012年的"十二五"，863计划对"组织工程研究关键技术与产品开发"进行了持续资助，投资超过亿元。"十三五"规划开局以来，国家启动了"生物医用材料研发与组织器官修复替代"重点专项，标志着国家将组织工程作为生物领域的国家性产业发展方向。组织工程的最终目的是应用构建的组织修复体内缺损。目前，动物实验的研究已经在结构性组织，如骨、软骨、皮肤、肌腱、角膜、血管等组织的缺损修复中获得了成功，而在功能性组织/器官的研究相对滞后。近年来，组织工程皮肤，以及组织工程化软骨、骨在临床应用中的成功进一步证实了组织工程技术的应用前景。其中，组织工程皮肤是组织工程领域中研究较早、较为深入的一个方向。我国的第一个组织工程产品——组织工程皮肤（如安体肤）于2007年通过了国家食品药品监督管理局的评审，获准上市。该产品历经10年研发，对中国组织工程产品研发和产业化以及相关政策的制定起到了巨大的推动作用，在中国组织工程领域具有里程碑的意义。中国人民解放军第四军医大学组织工程研发中心金岩教授成功开发全球首个"人工角膜"产品，并投资建成了产业化的规模生产基地。2016年3月冠昊生物和优得清公司研发的"脱细胞角膜植片"产品获准注册。可见，组织工程角膜产品已经正式进入临床应用。

目前，应用组织工程技术构建骨、软骨、表皮、角膜、神经等相对单一组织已较成熟，但组织工程化器官的研究仍无突破性进展，其主要原因在于器官结构和功能的复杂性。器官中含有不同的细胞，将不同的种子细胞严格按照正常的解剖结构在生物材料上有序排列与组装，并在组织形成过程中维持这种有序结构的难度极大，现有的技术手段尚无法解决，这是组织工程面临的巨大挑战。组织工程面临的另一个挑战在于产生血管化组织。组织的血管化可用于新生组织恢复血流供应，以此满足构建带有血液供应的人工组织的需要，从而适应临床上具有一定厚度的组织修复需求。

以下从组织工程皮肤、软骨、骨、肌腱、角膜，以及组织工程化器官、生物材料、组织工程产品的标准化等不同领域阐述组织工程研究发展的现状。

1. 组织工程皮肤的研究

严重烧（创）伤、软组织创伤、肿瘤切除术后、先天性巨大痣、静脉溃疡、糖尿病足溃疡等慢性疾病等常常造成皮肤的广泛缺损，严重影响了患者的生活质量。在临床上，自体或异体皮肤移植是目前治疗皮肤溃疡（缺损）的标准疗法，在条件允许的情况下极大地挽救了患者的生命。但对于大面积皮肤缺损患者，仍存在供区不足及造成机体新的损伤等缺陷。因此，寻找一种理想的皮肤代用品一直是临床上一个急需解决的难题。

组织工程皮肤研究的最终目标是构建出功能、外形与自体皮肤相同或相似的永久性皮肤替代物。尽管目前已有许多具有与正常皮肤相似的结构及屏障功能的组织工程皮肤应用于临床，但仍然存在若干重要问题有待深入探讨和完善。

（1）组织工程皮肤与正常人皮肤仍有差距。目前上市的组织工程皮肤产品还只是起到及时覆盖皮肤缺损创面、减少创面收缩、减少瘢痕增生和加速创面愈合的救治目的，其所具有的外形、韧性和机械性能等明显低于天然正常皮肤，没有正常皮肤的毛囊、血管、汗腺及黑色素细胞等成分。更重要的是，组织工程皮肤的屏障、免疫、物质交换及能量交换等功能，与正常皮肤有较大差距。

（2）组织工程目前还不能解决所有的临床皮肤缺损问题。由于存在移植失败等风险，组织工程皮肤的使用有着严格的适应证限制。我国国家食品药品监督管理总局同样也对上市的组织工程皮肤（如安体肤）的临床适应证进行了严格限定。也就是说，组织工程皮肤目前只用于"救命"，它可以封闭创面，隔离细菌，方便伤口的愈合。目前的手段更侧重于解决皮肤缺损后的组织修复，尚无法研发出带有人体毛囊、汗腺及色素的真正皮肤，不适于大面积深Ⅲ度烧伤患者的救治。而且，一旦发生移植后的排异反应，仍需尽快进行自体皮肤移植。

（3）组织工程皮肤研究的深度还不够。皮肤是经过千百万年的进化发育而成的，只有在深入研究皮肤及其附属器细胞的发育、分化、成熟，以及上皮-间质、细胞-细胞、细胞-基质间相互作用机制的基础上，方能在体外培育出与天然皮肤相媲美的组织工程皮肤。这种皮肤不仅要能够有效封闭皮肤创面缺损，加速创面愈合，还要具有正常皮肤的附属器官，具有正常的色泽，能分泌汗液和生长毛发，而且可以促进皮肤移植后的快速血管化，提高移植成功率等，并且使用简便、安全。

2. 组织工程软骨的研究

软骨缺损是临床常见的疑难病症之一，我国每年因软骨缺损而需进行软骨移植手术的就超过 2000 万人次。由于软骨的再生能力低，难以自行修复，目前临床上多采用自体或异体软骨移植、软骨膜或骨膜移植、软骨细胞移植等方法进行修复，但均因取材局限、免疫排斥等导致治疗效果欠佳。利用组织工程的方法再造软骨，为软骨缺损的临床修复提供了新的思路与途径。软骨组成单一，结构简单，无血管神经等结构，是应用组织工程技术最早构建的工程化组织。曹谊林教授等于1997年在裸鼠体内制备了具有皮肤覆盖的人耳廓形状的软骨，向人们展示了组织工程研究与应用的广泛前景，被誉为我国组织工程发展史上的一个里程碑。

目前，应用组织工程的原理采用自体软骨细胞移植修复单个关节软骨缺损的技术已经比较成熟，但是临床上大量患者由于各种关节炎症造成了广泛性软骨损伤，应用组织工程技术修复这类软骨损伤是一项巨大的挑战。在我国，多家医疗机构开展了组织工程修复软骨缺损的临床研究，但仍缺乏大样本及长期随访研究，对临床应用发生的不良反应亦鲜有报道，对治疗效果的评估尚无统一的客观标准，许多关键问题仍有待于进一步的研究：①种子细胞是限制软骨组织工程走向临床应用的最主要障碍之一。目前的研究多集中在延缓细胞老化及干细胞软骨定向诱导等方面。除此以外，随着现代免疫学的发展，通用型种子细胞的研究也成为将来发展的重点之一。②仿生化、智能化软骨组织工程生物材料的制备还有待于进一步加强。软骨种子细胞研究的飞速发展也对体外软骨构建与生物材料研究提出了更高的要求，适用于软骨构建的支架材料的研究和开发越来越受到重视。③组织工程软骨临床应用所面临的伦理及安全性问题还没有解决。组织工程化软骨在种子细胞培养和组织构建时需使用血清和大量的细胞因子，尚存在一些医学伦理问题有待解决。另外，目前尚无临床应用实验后的长期随访结果，组织工程化组织在体内的长期存在，是否会导致不利的后果仍存在一定的疑问。

3. 组织工程骨的研究

因先天畸形、外伤、感染或肿瘤等原因造成的骨缺损是骨科常见疾病。目前针对骨缺损的治疗主要包括自体骨移植、异体骨移植及人工合成的骨替代材料修复。自体骨移植是临床上治疗骨缺损最常用的方法，但是来源少，且易破坏供区的正常骨结构。异种或同种异体骨移植具有免疫原性，易引发机体排异反应及病原体污染。常用的人工合成的骨替代材料具有暂时填充支持的作用，但骨诱导能力较差，不能形成完全的骨组织。组织工程化骨与其他骨移植相比其优势在于：①需要的供体组织少，供给来源不受限制，供体损伤小；②无抗原性或抗原性小；③可根据修复缺损的需要将植入物制成精确的三维形状；④可利用仿生设计技术，设计出与天然骨相似的组织工程化人工骨，为大段或较大范围的骨缺损的修复提供新的途径；⑤组织工程化人工骨具有生命力，是一种活骨移植，可缩短骨缺损的修复时间并使骨缺损的修复质量提高。浙江大学欧阳宏伟课题组联合中国科学院上海硅酸盐研究所，将含 Li$^+$ 临床药物与生物活性玻璃通过熔铸的方法成功构建了可以缓释 Li$^+$ 的 Li-MBG 生物支架，通过兔子和小鼠体内外研究发现 Li-MBG 生物支架可以有效促进发生骨软骨缺损时的两种组织再生，发明了具有骨分化和软骨保护双向智能的生物活性玻璃，促进骨软骨缺损的再生。

在种子细胞研究中，成骨细胞和不同来源的干细胞，如外周血单核细胞、脐血间充质干细胞、脂肪间充质干细胞、胚胎干细胞、iPS 细胞等是主要的研究方向。其中自体体细胞来源的 iPS 细胞是目前的研究热点。从临床适用的角度看，如何能在尽可能短的时间内分离培养出大量纯的干细胞且成骨诱导后能够稳定表达成骨细胞表型是现阶段需要解决的主要问题。在支架材料的研究方面，模仿天然骨的成分及结构特征，运用仿生学原理和纳米自组装技术，研制新一代具有特定功能的智能化仿生支架材料，是当今骨组织工程学研究的前沿课题。此外，多种生长因子，如骨形态发生蛋白（BMPs）、转化生长因子 β（TGF-β）、类胰岛素生长因子（IGF）、血小板衍生生长因子（PDGF）等能够促进骨形成、吸收与重建。应用基因转移技术使种子细胞持续分泌骨诱导因子能够显著提高组织工程骨的骨重建能力，但临床应用的安全性有待进一步进行评价。此外，组织工程骨的血管化是体内组织工程骨成活的关键，也是骨组织工程从基础研究向临床应用过渡的关键。目前促进血管化的方法主要是细胞复合培养、促血管化生长因子的应用和显微外科手段，但是究竟采用何种方法能取得最佳的修复效果还不确定。

4. 组织工程肌腱的研究

严重的骨与关节损伤常伴随肌腱与韧带损伤或缺失，肌腱的自我修复能力较差，自体或同种异体肌腱是最好的移植替代材料。但由于来源有限或免疫排斥等原因，肌腱移植常受到限制。组织工程化人工肌腱修复缺损肌腱，与传统方法相比具有显著优势：①所形成的肌腱组织有活力和功能，可对肌腱缺损进行形态修复和功能重建，并达到永久性替代的目的；②以相对少量的肌腱细胞经体外培养扩增后，修复严重的肌腱缺损；③按缺损肌腱形态任意塑形，达到形态修复的目的。最早的有关组织工程肌腱构建的报道见于1994 年，曹谊林等用酶消化分离新生牛肩部的肌腱细胞，与条索状未编织的聚羟基乙酸（PGA）网状支架形成复合物，在体外培养一周后，植入裸鼠皮下构建出与正常肌腱相似的组织，为组织工程肌腱的构建迈出了重要的第一步。但到目前为止，尚无真正的组织工程肌腱产品上市和相关的临床应用。

种子细胞的来源一直是阻碍组织工程肌腱发展的主要因素之一。胚胎干细胞、骨髓基质干细胞（BMSC）、肌腱干/祖细胞（TSPC）、皮肤成纤维细胞及基因修饰的骨髓基质干细胞作为肌腱种子细胞已经成为研究的热点，对其体外扩增培养、定向分化效率及相关伦理学的进一步研究和论证将是未来研究的重点。肌腱的发生和形成始终处于力学环境中，生物力学因素对肌腱构建的影响越来越受到重视。现有的研究显示，生物力学刺激能够明显改善构建组织的结构和力学特性，使其更接近和适应体内环境。除此以外，组织工程肌腱的体外构建，是体外构建出用于体内移植的生物组织而不是细胞-材料复合物也将成为新兴的研究热点。这一领域的进展对组织工程肌腱的移植和修复有着重大的意义。

5. 组织工程心肌和瓣膜的研究

心肌不同于血管、皮肤等组织，没有可用来替换的组织或生物材料，当前心血管再生医学组织工程领域面临的最大挑战是如何再造临床可用的组织工程心肌组织。理想的组织工程心肌组织应该具备：收缩性；电生理的稳定性；机械活动有力且有弹性；血管化或者至少在移植后很快血管化；无免疫原性。近年来，随着组织工程、干细胞及生物材料等技术的快速发展，在体内外构建组织工程化心肌组织成为可能。但目前的研究多限制在利用骨骼肌细胞、骨髓干细胞、胚胎干细胞等的移植来修复心肌缺损。

未来心肌组织工程研究将主要集中在以下几个方面：①如何利用干细胞技术和最新研究成果为再造心肌提供充分的种子细胞来源；②摸索并掌握使具有免疫排斥反应的种子细胞逃避免疫系统攻击的有效方法；③研制性能更为优良的新一代细胞支架材料，尤其是具有细胞外基质功能的仿生型支架材料；④为再造心肌组织施加适当的力学刺激，进而促进再造心肌具有更为符合生理状态的节律性收缩特性；⑤通过在细胞-支架材料内复合促血管生成的各种生长因子，来加速再造心肌的血管化，进而复制出具有大体积的心肌组织；⑥新型生物反应器的研制也是未来心肌组织工程研究的主要方向之一。

6. 组织工程血管的研究

人工血管在临床的应用已取得显著效果，但因其无内皮细胞或内皮细胞功能缺失，常导致小口径血管移植及儿童血管移植失败。血管组织工程是利用血管壁的正常细胞和生物可降解材料制备、重建和再生血管的科学，是解决上述问题的理想途径。理想的组织工程血管需要具备以下特点：具有或模拟体内血管壁外膜、中膜和内膜三层结构；具有生物相容性，不易产生血栓，不易发生免疫排斥；具有生物学特性，如对药物刺激有舒缩反应；具有血管的力学特性，并能承受一定的压力。

以宿主成体细胞作为种子细胞构建组织工程血管存在细胞黏附和增殖能力弱及细胞易衰老的问题，血管内皮祖细胞（EPC）、胚胎干细胞的应用为血管组织工程的发展开辟了新的道路，但血管内皮祖细胞的分离、富集、扩增，以及胚胎干细胞的定向分化、伦理学等问题都是血管组织工程进一步发展亟待解决的问题。血管支架是发展组织工程血管的重要部分，多种生物材料被用作三维支架的基本材料，如胶原、甲壳素、透明质酸盐等细胞外基质的天然生物材料和聚乳酸（PLA）、聚羟基乙酸等人工材料。当前利用二者的复合材料作为支架，极大地综合了二者的优点，在血管组织构建研究中取得了较好的效果。此外，构建组织工程血管的另一个难点是内皮细胞、平滑肌细胞、成纤维细胞及细胞外基质之间在体内或体外的相互作用不明确，难以设计出组织工程血管构建的理想模型。从基因和分子水平阐明它们之间的相互关系和机制，将有利于促进组织工程血管研究的发展。

7. 组织工程神经的研究

周围神经缺损修复过程复杂、神经再生速度缓慢、自体神经移植来源有限、异体神经移植存在排斥反应等均制约神经功能恢复。组织工程神经作为神经移植替代物已成为神经缺损修复领域的重要研究课题。构建组织工程神经的三要素是种子细胞、支架和神经营养因子。种子细胞来源依然是制约组织工程神经发展的瓶颈。胶质细胞、成体干细胞、胚胎干细胞、iPS 细胞等具有类似功能的细胞在组织工程中的应用可能是解决这一问题的出路。常用的神经支架有自体移植物和生物工程材料。自体组织移植较生物工程材料具有更好的组织相容性，毒性更低，其不足在于会导致供体部位功能缺失。该领域的研究热点主要集中在血管或肌肉与胶质细胞的联合移植，以提高神经的修复能力。生物工程材料的研究进展较快，几种相关产品已经商品化或正在进行临床研究。南通大学顾晓松团队积极探索促进周围神经再生的新材料和加工工艺，成功制造出能够桥接长距离缺损的壳聚糖和丝素神经移植物，成为世界上最早采用壳聚糖研制神经移植物的团队之一。随后，顾晓松团队还在世界上首次将可控制降解速度的壳聚糖神经移植物用于临床，为修复长度、位置和直径各异的神经缺损做出了重大贡献，2010年，中国国家食品药品监督管理总局批准了此项研究的临床试验。

将来研究重点主要集中在导管材料选择、表面形态修饰及细胞外基质和神经营养因子的联合应用等方面。神经营养因子有保护受损神经元、促进种子细胞或自身修复细胞增殖、调节细胞功能等作用，人工神经移植物附加因子后修复神经缺损距离可得到延长。有效剂量神经营养因子的持续给药是成功关键，目前常通过构建给药系统，采用缓释技术来局部应用神经营养因子。但因子的选择、固定工艺和缓释技术、释放动力学及其与再生的关系等还有待进一步研究。除此以外，如何将细胞治疗、神经营养因子治疗和神经导管桥接治疗三者有机结合是亟待解决的重要问题。

8. 组织工程角膜的研究

由于眼的免疫赦免和角膜的无血管特性，角膜移植的成功率优于其他器官和组织的移植。角膜包含三层结构，分别是上皮细胞层、基质层和内皮细胞层。其中基质层又分为前弹力膜、固有层和后弹力膜。理想的组织工程化角膜应该是以可降解材料为支架，种子细胞在材料表面及内部进行三维生长，并分化成多层细胞，形成类似于供体角膜的含有活性细胞的组织工程眼角膜。

构建组织工程角膜常用的种子细胞有角膜缘干细胞、角膜细胞、内皮细胞及表皮干细胞。利用自身或同种异体角膜表皮干细胞重建眼表的研究已经相对成熟，现有的用于药品检测的含有细胞的活性人工角膜 EpiOcularTM，即是将表皮干细胞接种在支架材料上模拟在体眼角膜。此外，组织工程化角膜构建的关键还需要同时具备良好的生物相容性以及角膜特有的透明、屈光等特性的支架材料。当前应用较多的材料包括胶原、高分子材料、羊膜及异种角膜基质等。具有良好生物相容性，降解速率与植入角膜细胞形成组织器官的速率相匹配，且可诱导自体多种角膜细胞生长的角膜支架材料将成为研究的重点。中国海洋大学以深海鱼皮胶原蛋白为支架研发的组织工程人眼角膜，于2010年进入临床试验阶段。全球首个"人工角膜"产品已由深圳艾尼尔角膜工程公司与中国人民解放军第四军医大学组织工程研发中心金岩教授的团队于2013年联合开发成功，并投资建成了产业化的规模生产基地。这是目前世界上第一个也是唯一一个完成临床试验的高科技人工角膜产品，该产品完全由我国科学家自主研发并拥有完整的自主知识产权。

从临床应用的角度看，分别构建组织工程化角膜上皮、基质或内皮组织满足不同患者的需求，也是未来发展的方向。以组织工程化角膜为模型进行相关的基础研究，如角膜对损伤愈合的应答反应、糖尿病患者角膜上皮基底膜和整合素的改变等，将成为未来研究的一个重要方向。

9. 组织工程牙及牙周的研究

利用干细胞和组织工程技术实现牙及牙周组织的再生与修复已成为国际口腔医学研究的热点。组织工程化牙齿是打破以往口腔科治疗牙齿疾病的框架，以生物技术取代传统的修复技术，让缺牙患者长出具有完整功能的新牙齿而不是简单的补缺或修复。牙齿再生将成为人类解决牙齿缺失的终极梦想。目前，牙再生主要包括两种方式，一是按照发育生物学的基本原理，将牙间充质细胞与牙上皮细胞体外重组培养，使诱导形成新牙的过程重复牙齿发育的组织形态学过程。另一种方法是采用传统组织工程学的方法，将种子细胞与预先设计好的具有完整牙形态的生物支架复合，以期形成与正常牙齿结构、外形和功能相似的组织工程牙。研究显示，利用牙齿干细胞构建具有牙本质、牙骨质及牙周膜复合体的功能性生物牙，或是基于细胞重组的全牙再生策略都是可行的，但目前还没有相关临床研究的报道。此外，利用非牙源性干细胞替代神经嵴来源的牙源性细胞构建组织工程化牙齿的可行性研究，为从成年机体中寻找牙齿再生种子细胞奠定了基础。

构建具有功能性的牙周关系的生物活性牙根，即生物牙根，也是牙齿组织工程研究的热点。牙根再生相对于全牙再生可以暂时避免控制牙齿外形和牙齿萌出的技术难题，且其具有牙周膜及牙本质结构，能解决种植义齿中金属异物和缺乏生物活性的缺陷，在牙齿组织工程研究中具有独特的优势，是全牙再生的一个过渡阶段。对牙根发育、萌出机制及多种牙齿形成细胞分化机制的进一步研究，可为人工调控细胞分化，构建生物牙根提供新的思路，是将来重点研究的方向之一。

牙周病的治疗一直是口腔临床研究的重点和难点之一。细胞膜片工程是近年来发展的一种适合牙周组织再生和修复的牙周构建模式。如何简化细胞膜片的制备方法，提高组织修复能力是将来的发展方向。此外，基于干细胞（牙周膜干细胞、间充质干细胞等）的牙周组织缺损修复是有希望进入临床应用的新型治疗手段，但在种子细胞的选择、修复功能评价，以及如何综合利用多种生长因子促进牙周组织再生等方面需要进一步研究和论证。

10. 实质器官组织工程的研究

人类对组织器官的再生一直都怀有极大的兴趣，"人体配件工厂"是人类千百年来的最大梦想之一。消化系统和泌尿系统器官组织工程研究是近年来发展较快的领域。消化系统，特别是肝脏、肠、胰腺等组织工程器官的构建有所发展。肝脏由于其自身的复杂性，目前构建完全的组织工程肝脏还不可能。生物型人工肝是研究最多的肝脏组织工程替代产品，主要指以人工培养的肝细胞为基础构建的体外生物反应系统，它不仅具有肝脏的特异性解毒功能，还能够参与能量代谢，进行生物转化，以及分泌多种促肝细胞生长的活性物质，具有相当诱人的前景。但如何大规模生产功能性的人肝细胞及发展更有效的生物相容性反应器，把不同的组合系统化，以满足临床需求，是亟待解决的问题。随着干细胞技术和器官脱细胞化研究的发展，以胚胎干细胞、iPS 细胞等作为种子细胞制备和构建组织工程肝脏的研究逐渐开展，以此为基础的肝脏组织工程也将成为未来发展的重点方向。

泌尿系统组织工程研究基本涵盖了泌尿生殖器官的各个方面，包括肾脏、膀胱、尿道、输尿管、睾丸、阴茎等，其良好的组织相容性和细胞结构还原性及由此导致的修复脏器生理机能重建的可靠性是以往其他技术无法比拟的。但组织工程技术在泌尿系统的研究多数集中在实验室和动物模型研究阶段，临床应用多局限在输尿管和尿道的修复，大范围的临床试验研究其功能替代是将来发展的重点。此外，泌尿系统是一个排泄性的腔道体系，细胞的生长环境和其他组织细胞不同。移植后支架及材料上的细胞将受到压力和张力的作用，阐明在这种状态下细胞的生长代谢情况，以及移植后细胞的功能等都是泌尿系统组织工程研究者需要做的。

11. 组织工程相关生物材料的研究

作为细胞、组织或器官再生的支架和模板，生物材料在组织工程研究中起着不可或缺的重要作用。支架与模板材料为细胞的增殖提供了赖以附着的物质基础，同时支持和促进细胞与组织的生长、调控和诱导细胞与组织分化等，并可控制组织工程化组织或器官在宏观上按要求的形状再生。鉴于组织工程的生物材料直接与细胞、组织和宿主的生理系统相接触，因此对生物材料的要求除必须具备物理机械性能、化学稳定性、无毒性和易加工成型性以外，还需要具备生物相容性和医用功能性。

当前组织工程相关生物材料研究已经成为全球生物材料领域研究的焦点。我国对开展生物材料研究一直给予高度重视，在《国家中长期科学和技术发展规划纲要（2006—2020 年）》中，生物技术和新材料技术被列为国家未来10 年重点发展的八大前沿技术，"人口与健康"是未来国家中长期科技发展的重点布局，而"发展先进医疗设备与生物材料"又是"人口与健康"涵盖的五项基本主题之一。从 20 世纪 80 年代以来，我国政府分别以国家自然科学基金、863 计划、973 计划、国家科技支撑计划、国际科技合作专项、国家高技术产业化专项、火炬计划等国家级专项资金方式，对生物材料基础研究给予了连续支持。其中，863 计划布局了十个领域，将新材料技术领域列为优先发展领域之一。新材料技术领域将生物材料作为涉及国计民生和经济可持续发展的新材料增长点予以重点支持，突破现代生物医用和仿生材料设计、评价、表征与先进制备加工技术，发展结构性人体和生物部件，开发仿生和智能生物材料和器官。重点开展新型组织修复材料、人造器官、组织工程材料、药物缓释材料、再生医学用生物活性材料、血液相容材料等研究，并应用于仿生和智能预防、药物制造工业等领域。

当代生物材料的发展不仅强调材料自身理化性能和生物安全性、可靠性的完善，而且更强调赋予其生物结构和生物功能，以使其在体内调动并发挥机体自我修复和完善的能力，重建或康复受损的人体组织或器官。在未来的组织工程研究中，分子设计学、仿生设计学、纳米技术、基因转染和转基因技术及快速成型技术等将越来越广泛地应用于生物支架材料的研发。但是迄今还没有理想的组织工程支架和基体材料及组织工程化组织器官产品，许多问题还需要探索和解决。例如，细胞与支架材料的相互作用机制及其对形成工程化组织的影响尚待深入研究；纳米支架材料的理论还不够成熟，纳米支架材料的合成方法和在体内的降解速率及机械强度和可塑性等方面仍存在许多问题。

12.3D 生物打印研究

3D 生物打印运用生物材料、细胞、蛋白质或其他生物组分，通过 3D 打印技术来构建个性化复杂结构植入物或体外生物组织，根据患者的身体构造和病理状况提供差异化、个性化的定制服务。结合医学影像建模与仿真技术，3D 打印技术具有快速性、准确性的特征，非常符合未来个性化定制医疗的发展需求，目前已在体外医疗器械、器官模型、假体植入物、组织支架和活体组织的制造方面产生了巨大的推动效应。2010 年，3D 生物打印技术被美国《时代周刊》评为 50 项最佳发明之一。根据成型材料的生物性能不同，3D 生物打印可分为四个应用层次，分别为体外用医疗器械、个性化植入器械、组织工程支架和活体组织。

3D 打印工作原理类似于工业制造中部件和功能模型快速成型机。3D 生物打印技术的特点：一是可以实现组织器官的快速构建。打印完成后，细胞融合所需的时间较短，如形成一根血管大约仅需一小时，而形成一块完整组织可能需数天时间。二是可选择的细胞种类丰富。目前可选择的细胞主要有成人干细胞、iPS 细胞、原始细胞及祖细胞等。三是能够完成复杂器官的精确打印。例如，将 3D 生物打印技术与电脑制图系统结合，设计人体器官剖面图，进行精确打印。四是免疫排斥反应较小。3D 生物打印可使用来自患者自身的细胞，理论上不会产生排异反应。从技术角度来看，3D 打印是目前制造与人体组织相近、具有多层级结构支架和"活体组织"的最佳方法。

国际上，体外医疗器械是 3D 生物打印最早实现应用的领域。已有大型医疗机构推出个性化医疗器械产品，如西门子听力公司的 3D 打印助听器和美国隐适美公司推出的隐形矫正牙套。正在发展的是 3D 打印器官模型，包括透明和多彩模型，用于个性化临床手术规划、手术导航及医疗培训等方面。3D 打印个性化体内植入物是当前临床应用的前沿，预计未来将逐步推广。美国、英国、荷兰等发达国家在此领域走在世界前列。美国 FDA 已批准钛合金和聚醚酮酮（PEKK）两种材料作为 3D 打印的人体植入物。骨植入方面，3D 打印的矫正骨骼植入物全球使用者超过 3 万人。3D 打印的头盖骨、下颌骨、颧骨也均已有成功的临床案例，而臀骨、髋骨也有成功的动物实验案例。口腔则是 3D 打印公司最为关注的医疗领域，两大巨头 Stratasys 和 3D Systems 均推出多款专用的口腔 3D 打印机和专用材料，用于直接制造义齿或牙齿印模，设备已被多家医院引进。此外，结合 3D 打印的"即刻种植牙技术"也已开始推广应用，如全球顶尖的种植牙品牌美国 Biomet 3I 公司已推出相关产品。3D 生物打印组织工程支架与"活体组织"打印则是科学研究的前沿。

美国和英国在此领域处于主导地位，领军研究机构包括密歇根大学医学院、威克森林再生医学研究所、Organovo 公司、康奈尔大学、普林斯顿大学、牛津大学等。组织工程支架方面，3D 打印血管和膀胱支架已有成功临床应用案例，人造皮肤、耳朵、心脏瓣膜、肾脏支架则已研发成功。"活体组织"打印方面，近年来有诸多重大突破。在细胞打印方面，英国赫瑞瓦特大学首次打印出"活体"人类干细胞，成果发表在《生物制造》（*Biofabrication*）期刊上。苏格兰科学家则首次使用新的 3D 打印技术来排布人胚胎干细胞，有望构建三维组织和结构。在组织打印方面，英国牛津大学首次使用 3D 打印技术制造出类生物组织，有望用于修复或增强衰竭的器官，成果发表在今年的《科学》期刊上。在器官打印方面，美国 Organovo

公司于 2015 年首次利用人体细胞打印出迷你肝脏。迷你肝脏拥有很多与真实肝脏一样的功能，可存活 5 天或者更长时间，有望用于疾病和药物模型研究。美国华盛顿州的国家儿科医学中心则利用 3D 打印技术，于 2013 年首次利用 3D 打印技术，用"塑料"打印出全球第一颗人类心脏，并使这颗心脏能像正常人类心脏那样跳动。

和发达国家相比，我国 3D 生物打印虽然发展较慢，但也取得了一些成果。在个性化体内植入物领域，个别医院已经开始临床研究。例如，北京大学第三医院开发的钛合金 3D 打印颈椎椎体和髋关节等产品已经进入临床应用，有近 40 位患者接受了植入手术。其他优势研发团队还包括中国人民解放军第四军医大学、西安交通大学、华中科技大学、四川大学、中国人民解放军总医院、北京大学口腔医学院、北京安泰生物医用材料有限公司等。在 3D 生物打印组织工程支架与"活体"打印领域，我国也占有一席之地。清华大学的制造工程研究所经过十余年的探索，已实现了包括血管、人工耳软骨支架及骨修复材料制备；并在国内率先开发出了细胞 3D 打印机，实现了细胞打印，获得了具有适宜细胞生长、增殖和发育微环境的类组织前体。此外，还通过细胞组装来模仿天然组织和器官的结构，用于脂肪肝、糖尿病癌细胞转变等药理模型研究。清华大学化学系刘冬生团队制备的自主知识产权的 DNA 凝胶材料，可实现单细胞的包覆和释放，并能有效提高细胞培养存活率，已被英国赫瑞瓦特大学用于细胞打印研究。南方医科大学钟世镇院士团队骨骼 3D 打印 2014 年已进入动物实验阶段，用同种异体的骨粉作为打印材料，进行了山羊和兔子的骨骼 3D 打印，分别用山羊和兔子的骨粉再加生物胶，进行移植后将研究其与真正骨骼之间的差距。湘雅医院在高分子材料 3D 打印模型的辅助下，2014 年在国内率先完成一例复杂颅底肿瘤切除和一例腹主动脉瘤治疗等高难度手术，并成立了 3D 打印临床应用研究所。

13. 组织工程产品的标准化研究

组织工程医疗产品（tissue engineered medical product，TEMP）临床应用的安全性评价与标准化研究是组织工程临床应用和产业化必经的重要阶段，及早地开展标准化研究将使组织工程研究系统化和为其确立严格的发展指南。目前从总体上看国内外对组织工程产品尚无完善的、整体的管理及评价方法，严重制约了组织工程产品的临床应用与产业化发展。

我国组织工程研究和发展十分迅速，产业化已经提上日程，组织工程医疗产品的相应工作亟待展开。目前组织工程医疗产品按带细胞医疗器械由国家食品药品监督管理总局医疗器械司受理、审批，并由中国食品药品检定研究院进行检测和评价。在 863 计划的资助下，中国食品药品检定院制定了一系列组织工程医疗产品标准。目前 8 项组织工程医疗产品标准获得了国家食品药品监督管理总局批准：①YY/T 0606. 3—2007 组织工程医疗产品第三部分：通用分类。②YY/T 0606. 4—2007 组织工程医疗产品第四部分：皮肤替代品（物）的术语与分类。③YY/T 0606. 5—2007 组织工程医疗产品第五部分：基质及支架的性能和测试。④YY/T 0606. 8—2008 组织工程医疗产品第八部分：海藻酸钠。⑤YY/T 0606. 9—2007 组织工程医疗产品第九部分：透明质酸钠。⑥YY/T 0606. 10—2008 组织工程医疗产品第十部分：修复或再生关节软骨植入物体内评价指南。⑦YY/T 0606. 12—2008 组织工程医疗产品第十二部分：细胞、组织、器官加工处理指南。⑧YY/T 0606. 13—2008 组织工程医疗产品第十三部分：细胞自动计数法。正在起草的组织工程相关标准包括：医用 Ⅰ 型胶原蛋白；组织工程医疗产品用壳聚糖；组织工程医疗产品保存指南；组织工程医疗产品外源性因子评价指南；活细胞/组织海藻酸钠凝胶固定或微囊化指南；支架孔隙结构评价指南；细胞黏附实验指南；免疫毒性评价指南等。这些标准的研究对组织工程医疗产品的发展具有促进作用，也为组织工程产品的管理提供了技术支持。

14. 组织工程产品的科学问题

组织工程研究的核心是种子细胞、生物材料及组织工程化组织的构建，组织工程研究的重要科学问题也主要集中在这三个方面：探索同种异体干细胞或通用型种子细胞应用的可行性，解决组织工程种子细胞来源问题；如何模拟体内环境，体外构建组织工程化组织；生物材料的精细结构或表面特性影响细胞分化、增殖、组织形成等生物过程的作用及机制。

三、组织工程产业

目前组织工程研究已经涉及生命科学的几乎所有相关研究领域，得到了各国政府科研基金的重点资助。组织工程产品所蕴含的巨大应用前景，也促使企业投入巨额资金进行组织工程的研究。来自政府的科研基金与企业的研发投入，推动了组织工程研究与产业化的稳定发展。

从事组织工程生产的公司一般分为 4 类：细胞类（如干细胞治疗性克隆、微囊化细胞治疗），代谢类（如人工肝、人工肾等），结构类（如皮肤、血管、骨骼肌肉等），以及其他类型。其中，细胞类公司发展最迅速。

组织工程产业化的主要研究方向仍然集中于结构应用方面（皮肤、软骨、骨、心脏瓣膜等），大约 60％的组织工程公司集中在该部分。细胞治疗是第二大部分，主要包括细胞的体外修饰及体外形成组织与器官。随着干细胞研究的发展，以干细胞技术为核心的组织工程公司数量有所增长。其中，有关结构性组织研发的公司数量仍保持较大的比例。器官代用品公司的数量在组织工程发展最初曾占很大比例，但随着临床前期试验的失败，目前处于停滞不前的状态。因此，组织工程产业化的发展重点历经了器官替代、细胞治疗与结构性组织等多个阶段，经过近 20 年的逐步调整，产业发展的重点方向逐渐明晰，即集中于应用干细胞进行结构性组织的构建，在此基础上迅速实现产业化过程并应用于临床组织创伤的修复。

从产业化进程来看，国际组织工程的产业化进程，目前整体处于由应用基础研究向产业化发展的过渡时期。目前已通过美国 FDA 审批的组织工程产品主要集中于皮肤替代物，包括治疗皮肤病理性慢性创面及烧伤创面覆盖的皮肤组织工程产品，如 Apligraf（Organogenesis 公司，1998 年批准）、Dermagraft［先进组织科学公司（Advanced Tissue Sciences，ATS 公司），2001 年批准］、OrCel（Ortec 公司，2001 年批准）。通过美国 FDA 审批的另一组织工程产品为 Genzyme Surgical Products 公司的 Carticel（1997 年批准）自体软骨细胞移植，应用自体膝关节非负重部位关节软骨消化获得的软骨细胞，体外培养扩增后，注射到负重部位的关节软骨缺损，取得了较好的修复效果。

从产业规模来看，组织工程的产业规模目前还较小，但世界很多大型医药公司已经认识到组织工程产品所蕴含的巨大商业价值，如辉瑞、葛兰素史克等公司，都采取了组织工程研发与产品收购并举的策略。

1. 组织工程皮肤产品研发状况

组织工程皮肤具有厚度不大的先天优势，所以其在组织工程产品的研制中最先获得成功并已经应用于临床。

先进组织科学公司生产的 Transcyte 为美国第一个获得美国 FDA 批准的商品，是一种皮肤替代品，富含细胞外基质及细胞，1997 年 3 月被美国 FDA 批准用于 II 度烧烫伤患者皮肤移植或 III 度烧伤的暂时性覆盖用敷材。Transcyte 也被澳大利亚、英国、加拿大、丹麦、芬兰、挪威、荷兰及新西兰等国认可并应用在糖尿病足溃疡的治疗中。2000 年，美国先进组织科学公司生产出另一种活性人造皮肤产品 Dermagraft。Dermagraft 是一种将从新生儿包皮中获取的成纤维细胞分别接种到生物可吸收的聚羟基乙酸与聚乳酸混合的纤维网状支架，通过细胞生长并分泌多种基质蛋白形成人工真皮。临床试验显示，该产品非常有效，可显著减少溃疡治愈所需时间，被美国 FDA 批准临床用于糖尿病足溃疡的治疗。

Apligraf 是由美国 Organogenesis 公司首先开发的一种活性人工皮肤替代物，类似于真正的皮肤。它以牛肌腱胶原提取的胶原单位为支架材料，接种新生儿表皮角质，再由形成的细胞再进行培养而成，具有表皮和真皮两层结构，是目前较成熟的组织工程复合皮。该产品已在加拿大和美国获准用于临床治疗糖尿病性溃疡和静脉性溃疡，还可用于治疗外伤性撕伤、溃疡性结节病、光化性紫癜等。Apligraf 在组织学上类似于人类的皮肤，可以分泌基质蛋白和生长因子，如果受伤可以自行修复愈合，可一次完成表皮和真皮层的重建。

理想的皮肤替代品应该是能够将所缺失的真皮和表皮层同时修复。复合皮肤包括两种细胞成分，即表皮细胞和真皮层成纤维细胞。Ortec 公司的 OrCel 双层人工皮肤，使用牛胶原蛋白为支架，在其上下层各培养人类表皮层角质形成表皮细胞及真皮成纤维细胞，2001 年被美国 FDA 核准用来治疗隐形皮肤异常-大疱性表皮松解（recessive dystrophic epidermolysis bullosa, RDEB）及静脉溃疡。美国 FDA 核准 Organogenesis 公司所生产的 Apligraf 用来治疗糖尿病所引起的溃疡及静脉溃疡，也是双层的人工皮肤。中国人民解放军第四军医大学与企业联合研制的"安体肤"也是一种组织工程双层皮肤，表皮层由人表皮细胞构成，真皮层由人成纤维细胞和牛胶原蛋白构成，同时包含两种细胞分泌合成的细胞外基质。2007 年 11 月"安体肤"被中国国家食品药品监督管理局批准用于治疗Ⅱ度和Ⅲ度烧伤。

20 世纪 80 年代后期，科学家开始采用患者的自体细胞进行体外扩增和移植。Epicel 是 2007 年被美国 FDA 批准上市的一种皮肤替代品，通过在一层小鼠细胞上扩增患者自身的皮肤细胞，为严重烧伤患者提供永久的皮肤替代物，且不存在移植排斥反应。

但是，目前所报道的组织工程皮肤，没有正常皮肤的毛囊、血管、汗腺，以及黑素细胞、朗格汉斯细胞等成分，在实际应用中还存在较多问题，如容易感染、7~8 天需要进行更换、对移植的要求较高等，尚无法满足各种皮肤缺损患者的需要。因此，在实现皮肤结构的重建后，实现皮肤汗腺的修复与再生，解决组织工程皮肤的血管化，是目前组织工程皮肤研究的热点和难点。此外，对于含有色素的组织工程皮肤的研究也正在开展中，但目前尚处于动物实验阶段。

2. 组织工程软骨产品研发状况

组织工程软骨产品主要用于下肢软骨缺损的修复，尤其是膝关节。现有的产品均采用自体软骨细胞经过体外增殖制备而成。软骨组织再生能力有限，没有血管、神经和淋巴分布的特性，使之成为组织工程学的研究热点。美国Genzyme公司采用自体软骨生产的商品Carticel，获美国FDA批准应用于临床修复膝关节软骨损伤，取得了良好效果。国内也有两项组织工程软骨［关节动力安达（天津）生物科技有限公司和杭州龙禧生物医药科技有限公司］通过中国食品药品检定研究院的检测。

种子细胞是限制软骨组织工程走向临床应用最主要的障碍之一，目前的研究多集中在延缓细胞老化及干细胞软骨定向诱导等方面。另外，软骨种子细胞研究的发展也对体外软骨构建与生物材料研究提出了更高的要求，体外软骨组织构建、生物材料及生物反应器等相关研究也已成为目前研究的热点。

3. 组织工程神经系统产品研发状况

构建组织工程化神经使用的种子细胞主要是周围神经的胶质细胞（施万细胞）或具有类似功能的细胞，使用较多的因子是神经营养因子。构建组织工程化神经的生物材料支架统称为人工神经移植物，制备人工神经移植物的一类天然材料是生物组织及其衍生物，如静脉、骨骼肌、去细胞神经等，另一类是从生物组织提取的高分子聚合物，如胶原、壳聚糖、丝素蛋白等，这些材料一般都是可降解的。目前运用较广泛的材料有硅胶、聚乙烯乙醇水凝胶、聚四氟乙烯（PTFE）、3-羟基丁酸聚合物、聚乙酸醇（PGA）、聚己内酯（PCL）、Ⅰ型胶原等。目前可降解的聚乙酸醇、聚己内酯和Ⅰ型胶原及不可降解的聚乙烯乙醇水凝胶已被美国FDA批准用于临床。

目前，世界上已经商品化的产品主要是美国公司研发的两种人工神经移植物产品，一种是用聚乙酸醇为原料制备的Neurotube神经导管，已经获得美国FDA和欧盟CE认证，另一种是用Ⅰ型胶原为原料制备的NeuraGen神经导管，也获得了美国FDA认证。

在我国科技部"十五""十一五"863计划的资助下，由南通大学神经再生重点实验室研制的壳聚糖-聚乙酸醇复合型人工神经移植物，由壳聚糖导管和聚乙酸醇纤维支架复合构建而成，临床修复成人肘部正中神经35毫米缺损，术后感觉运动功能恢复良好，这是国际上使用壳聚糖-聚乙酸醇复合型人工神经移植物临床修复周围神经缺损的首次报道。荷兰、日本、德国等国也在加紧研发相关产品。

广州中山大学附属第一医院与广州中大医疗器械有限公司合作研发了去细胞同种异体神经修复材料，注册商品名为"神桥"。该产品以人体外周神经为原材料，通过化学方法处理后去除了引起排斥反应的细胞成分，同时保留了神经的特殊的三维结构。使用该产品可免除手术切取自身神经带来的痛苦和神经功能丧失等后遗症，且可减少手术时间和手术带来的创伤。该产品已通过中国食品药品检定研究院的安全性检测，目前已通过了国家食品药品监督管理总局的审批。

4. 组织工程心血管产品研发状况

心血管疾病严重危害人类健康，心肌的损伤与修复对心脏疾病的治疗具有重要意义。随着对干细胞认识的提高和研究的深入，利用干细胞分化潜能再生心肌细胞，修复受损心肌组织，恢复心脏功能，已成为目前治疗心功能衰竭的一种新策略。组织工程血管产品可用于替换冠状动脉或周围血管。

目前，MyoCell、Provacel 等已相继进入临床试验阶段，主要适用于心肌梗死，而组织工程化心脏瓣膜目前尚未进入临床试验阶段。组织工程血管研究采用的种子细胞主要为胚胎干细胞和平滑肌细胞（SMCs），支架主要为人工合成支架和去细胞化的血管。

5. 其他组织工程产品研发状况

（1）组织工程肝脏。这类产品主要用于治疗急性肝功能衰竭，目前处于临床试验阶段的主要产品有美国 Vital Therapies 公司的体外肝脏辅助装置（ELAD）、美国 Arbios Systems 公司的 HepatAssist、美国 Excorp Medical 公司的生物人工肝支持系统（BLSS）及美国 Hybrid Organ 公司的模式体外肝脏系统（MELS）等。

（2）组织工程骨。组织工程化骨骼主要用于多发骨折后的骨缺损、骨肿瘤手术及颌面外科整形手术。目前尚无正式批准的组织工程骨的临床产品。组织工程骨的临床试验已有不少单位开展。在研产品主要有德国 BioTissue Technologies 公司的 BioSeed Oral Bone、德国 Co Don 公司的 Osteotransplant 及美国 Osiris 诊疗公司的 Osteocel（专利名称 Trinity）。

（3）牙周组织工程。在口腔疾病中，牙周组织疾病是仅次于龋病的第二大常见病和多发病。牙周组织工程的策略为：获取具有成牙周组织能力的种子细胞，复合于生物相容性良好、具有可降解性的生物材料上，种植到牙周缺损的部位，通过细胞间和细胞材料间相互作用达到组织修复的目的。近年来，细胞膜片工程（cell sheet engineering）开始受到越来越多学者的注意。

该技术无须使用支架材料，而是采用温度感应模式培养牙周膜细胞或其他种子细胞，在温度低于 32℃时，无须酶消化，培养皿内的细胞即可自行脱落形成细胞膜片，将获得的膜片植入牙周缺损区，贴附于处理过的牙根面，可形成含有无细胞牙骨质层的牙周膜样组织，进而修复牙周缺损。总体来说，牙周组织工程的研究仍处于初级阶段。

（4）胰岛组织工程。胰岛移植治疗糖尿病虽然取得了较大的进展，但供体的匮乏使这一方法难以满足临床治疗的需求，因此，胰岛再生成为糖尿病治疗领域关注的焦点。该领域的产品主要通过胰岛细胞移植发挥作用。目前已有多家机构正在进行相关产品的临床研究，如美国的 AmCyte 公司、澳大利亚的 Living Cell Technologies 公司（产品名为 Diabe Cell）及美国的 Novocell 公司等。

6. 中国组织工程相关产品分析

1999～2010 年科技部和国家自然科学基金委员会对干细胞和组织工程研究投入约 5 亿元人民币，约 100 个单位开展研究，科研人员达 2000 余人。2007 年，国家食品药品监督管理总局批准了安体肤组织工程皮肤上市，安体肤是我国组织工程研究领域的第一个成功产品。目前国内组织工程材料的生产主要集中在结构类产品，皮肤、骨、肌腱较为常见（表 3-18）。在质量控制方面，我国已经发布了组织工程相关标准八项，为组织工程产品的研究、质量控制及管理提供了技术支持。这八项组织工程相关标准涵盖了目前国内已上市和正在研发的产品相关标准。同时，正在起草的相关标准也有 8 项。

表 3-18　我国组织工程产品主要生产企业

公司名称	主要产品
陕西艾尔肤组织工程公司	组织工程皮肤
华北制药集团公司	组织工程皮肤
上海国睿生命科技有限公司	组织工程皮肤、组织工程肌腱
关节动力安达（天津）生物科技有限公司	组织工程软骨
杭州龙禧生物医药科技有限公司	组织工程软骨
北京德得创业科技有限公司	组织工程骨
北京科润维德生物技术责任有限公司	羊膜细胞及组织工程神经
广州中山医疗器械有限公司	组织工程神经
广州冠昊生物技术有限公司	脱细胞角膜植片

第四章

发展思路与发展方向

第一节　我国再生医学现状评估

　　我国再生医学是处于世界前列的医学研究领域之一，我国再生医学的基础研究和临床转化研究均取得了重要进展，部分领域处于国际先进或领先水平。这是由于再生医学是一个相对较新的领域，我国和其他国家有着相近的起跑线，因此差距和鸿沟并未拉开；此外，我国没有西方国家宗教伦理等方面的不利影响，因此我国发展再生医学有着特殊的优势。目前，我国在干细胞和组织工程领域已取得了一些有国际影响的成就。除了科学问题，我国的再生医学在研究机制与临床转化过程中仍存在诸多关键问题亟待解决。尤其需要完善与再生医学发展相适合的国家政策法规。如果在"十三五"期间能够把握住方向，加大投入，合力攻关，就有可能在一些方面取得突破性进展，最终走出一条基础研究成果快速转化为临床应用的成功之路。

一、基因治疗技术已臻成熟

　　基因治疗在生物技术发达的欧美已经度过了萌芽阶段，现在处于市场爆发前的黎明时期。随着基因治疗在病毒载体构建、安全性与大规模生产等领域不断取得进展，基因治疗未来将在临床上大规模应用是确定的趋势。而且随着基因测序的发展和广泛应用，对新基因结构和功能的认识不断深入。基因治疗的应用和发展空间巨大。自 2003 年我国基因治疗产品"今又生"上市后，ADV-TK 基因制剂进入了Ⅲ期临床试验。而国际上已经有 Glybera、T-Vec 及 Strimvelis 等产品上市，这些基因药物主要用于遗传性疾病、肿瘤等难治性疾病的治疗，也标志着全球基因治疗进入产业化发展阶段。

二、干细胞基础研究成绩斐然

中国干细胞的奠基性研究可追溯到半个世纪以前。1963 年中国科学院童第周等把鲤鱼胚胎的细胞核移植到鲫鱼去核卵内得到核质杂种鱼，成为国际首例克隆鱼，被誉为亚洲鲤鱼；1964 年北京大学附属人民医院陆道培开展了中国首例临床同卵双胞胎的骨髓移植治疗再生障碍性贫血；20 世纪 70 年代后期，中国人民解放军军事医学科学院吴祖泽团队在中国最早启动了造血干细胞的细胞动力学和生物学研究。

近年来，中国干细胞发展迅速，特别是在 iPS 细胞研究领域，成绩斐然。早在 2001 年，付小兵等首先发现并证实表皮细胞存在逆分化现象。周琪等系统开展了各种不同种类动物的 iPS 细胞研究，成功地从小鼠、大鼠、猕猴、猪和人的体细胞中诱导获得 iPS 细胞，并利用 iPS 细胞获得了具有繁殖能力的小鼠，率先证明了 iPS 细胞具有发育的全能性。2010 年，裴端卿团队研究发现细胞"逆转"过程是由间充质细胞状态转变到上皮细胞状态来驱动的，这一新细胞生物学机制有望为干细胞治疗帕金森病等退行性疾病开辟新途径。来自中国科学院和东北农业大学的研究人员成功建立了来自孤雄囊胚的单倍体胚胎细胞系，并进一步验证了将这些细胞注入卵母细胞后可以产生健康的小鼠。2013 年，《科学》杂志刊登了邓宏魁的一项革命性的研究成果——用小分子化合物诱导体细胞重编程为 iPS 细胞。该成果开辟了一条全新的实现体细胞重编程的途径，给未来应用再生医学治疗重大疾病带来了新的可能。2012 年《科学》杂志出版《中国再生医学专刊》，这是《科学》杂志首次以专刊形式介绍中国再生医学研究的成就，也是对我国干细胞和再生医学研究成果的高度肯定。

三、细胞治疗临床研究优势显现

在我国，每年有约 1 亿人需要进行组织修复和再生治疗。如此大的临床需求也极大地促进了我国干细胞临床应用研究的发展。造血干细胞移植已经是我国发展最早且最成熟的干细胞治疗技术，目前至少有 60 种疾病可以应用造血干细胞移植来治疗，包括血液肿瘤、各种遗传性血液病及自体免疫疾病、辐射损伤等。动员外周血干细胞治疗糖尿病足溃疡可以明显降低晚期糖尿病患者的截肢率。间充质干细胞是目前研究较为深入的一类成体干细胞，它在不同条件诱导下，可以分化为成骨细胞、软骨细胞、脂肪细胞、心肌细胞、肝细胞等多种功能细胞。同时，间充质干细胞易于外源基因的转染和表达，是细胞治疗、组织器官缺损修复及基因治疗的理想载体细胞。因此，间充质干细胞临床应用将是未来干细胞治疗发展的一个重要方向。我国有大量的间充质干细胞临床研究，其中在美国国立卫生研究院临床研究网站登记的就有 50 多项，分别用于治疗移植物抗宿主病、溃疡性肠炎、多发性硬化病、系统性红斑狼疮、缺血性心脏病、脊髓损伤和肝硬化等。正如《科学》期刊曾对中国再生医学研究做出的评述："中国的再生医学不单是简单地了解相关机制，而且还逐步从实验室走向临床，最终将造福于患者。"

四、组织工程产品步入临床

我国的组织工程发展经过近 20 年，在种子细胞、生物材料、组织构建，以及组织工程皮肤、骨、软骨、肌腱、角膜、神经等方面的研究均已取得不同程度的进展，其中组织工程皮肤、软骨、角膜等已形成产品或处于临床研究阶段。组织工程皮肤"安体肤"是我国第一个组织工程产品，于 2007 年通过了国家食品药品监督管理局的评审，获准上市。但是，组织工程领域也面临着临床应用的挑战。组织工程膀胱、气管、食管、小肠等空腔脏器，以及结构和功能更为复杂的肝脏、肾脏、胰脏等实质脏器的构建目前仍无突破性进展，其主要原因在于器官结构和功能的复杂性。器官中含有不同的细胞，将不同的种子细胞严格按照正常的解剖结构在生物材料上有序排列与组装，并在组织形成过程中维持这种有序结构的难度极大，现有的技术手段尚无法解决，这是组织工程面临的巨大挑战。组织工程面临的另一个挑战在于生产血管化组织。组织的血管化是为新生组织提供血液供应的基础。在人体组织器官再造的研究中，如何实现从结构性组织向复杂组织器官的跨越，也是再生医学的重要科学问题。

总之，干细胞和再生医学基础理论研究的快速发展，带动了相关临床转化及产业发展，与之相适应的科学监管也应不断发展和完善。我国应尽快建立和完善针对干细胞、组织工程和基因治疗产品的"法规-监管-指导原则"的监管体系，促进检定、检测技术及质量研究技术的不断进步，并细化技术性指导原则。

第二节　再生医学的发展趋势与方向

一、学科交叉融合奠定发展根基

再生医学是多学科交叉融合的典范，尤其生命科学、材料科学和工程科学的相互渗透构成了再生医学的发展基础。生命科学研究将阐明组织和器官再生的原理，化学和生物材料的发展将为组织构建及产品提供物质基础，而工程科学将使再生医学产品的研发和生产成为现实。另外，再生医学产品和技术的应用需要与临床医学合作。以组织和器官再生为目标的再生医学也将成为多学科交叉和发展的平台。各学科的基础理论、应用技术的综合创新将极大地推进再生医学的发展。

二、基础理论研究是创新源泉

再生医学是基础研究牵引的新兴学科。推进基础理论研究的创新与突破将是再生医学发展的重要方向。目前再生医学发展的许多基础理论问题如干细胞增殖与分化调控及干细胞治疗的核心机制等尚未阐明。未来需要研究的重要理论问题包括：胚胎和成体干细胞诱导分化及再生损伤组织的相关机制；细胞治疗用于多种难治性疾病治疗、修复与组织再生的相关机制；干细胞的规模化分离培养、扩增、传代、保存、运输、复苏等技术问题；细胞的移植途径、部位及数量对组织再生修复的影响，移植细胞在体内的归巢、增殖、分化过程、调控及最终结局；异体细胞移植的免疫原性等；诱导产生的 iPS细胞在基因表达水平和表观遗传学上的改变；基因表达和表观遗传学改变对iPS细胞的维持分化及安全性的影响；组织再生和修复的关键理论等。这些基础理论研究的突破将引领再生医学的发展，成为再生医学创新的源泉。

三、技术革命性突破助推发展跃升

近年来，iPS细胞技术、生物材料技术、三维细胞培养技术、3D打印技术、CAR-T疗法、CRISPR技术等频获突破。在肿瘤基因治疗方面，近年CAR-T疗法取得较大突破，初步临床试验获得成功。基因组定点编辑技术实现对一个或多个目的基因的敲除，或是把外源基因敲入指定位点，也可以利用转录因子在转录水平上对目的基因的表达水平进行调控，是研究基因功能并对基因的功能加以利用的最有效手段，对于基因治疗和肿瘤免疫治疗将有巨大推动作用。细胞谱系转化及定向重编程等关键技术的应用将促进新型细胞产品的研发。纳米材料由于其特殊的结构、理化及生物学性能，更有利于诱导组织再生、药物缓释及基因治疗，可能引发组织工程与再生医学的革命。3D打印技术具有快速性、准确性的特征，非常符合未来个性化定制医疗的发展需求，目前已在体外医疗器械、器官模型、假体植入物、组织支架和"活体组织"的制造方面产生了巨大的推动效应。这些革命性技术的发展将从根本上改观再生医学产品的生产模式和速度，助推再生医学的发展。

四、产品研发前景无限

目前全球共有将近300种干细胞相关药物正在研发，基因治疗可以实现基因、细胞、组织器官不同层次难治性疾病的修复与愈合，治疗领域包括心肌梗死、糖尿病、脊髓损伤、帕金森病、多发性硬化、肌萎缩侧索硬化症、脑卒中、癌症等。软骨、骨组织、肝脏、神经、心脏与血管、牙齿、胰岛等多种组织工程产品也正在研发中，应用前景广阔，这为人类治愈相关领域疾病带来了无限希望。同时，通过基因与细胞治疗的发展，再生医学产品干预前移到疾病中早期，能够避免器官组织病损进入终末期，对于降低器官移植及疾病的社会经济负担具有重要意义。

五、临床转化带来生命曙光

将再生医学研究成果应用于患者和大众健康是当前转化医学的发展方向和重要任务之一，再生医学领域亟须从不同器官系统疾病治疗的角度，组合基因、细胞、组织等不同层次的再生医学要素技术。未来我国需要着力解决基础研究、临床应用、产业发展之间的有效衔接。同时，建立一批各具特色的临床转化医学研究基地，完善申报、评审、审批和监管的规范管理体系，架起快速通道，加快推进细胞产品、组织和器官等再生医学产品的研发和临床应用。我国应该抓住再生医学整体发展的有利时机，在基础理论、临床研究和产品研发等方面实施协同创新攻关，实现突破性发展。同时，充分利用我国病种资源丰富和患者数量巨大的特点，加快推进再生医学转化的整体规划与发展。

第三节　再生医学的重点发展方向

针对再生医学研究面临的科学问题，我国需要全面加强再生医学领域研究，并实现局部超越。以干细胞基础研究与细胞治疗为基础，促进组织工程、组织构建与应用研究，推动基因治疗临床研究，加强再生医学的转化应用。

一、干细胞

1. 多能干细胞干性维持机制

重点进行谱系发育机制研究，关注发育过程中的谱系标记、细胞类型转换的分子模型与基因调控模式。探讨移植细胞与组织环境相互作用、免疫耐受与免疫调节机制，明确移植细胞的作用机制。针对重编程干细胞的细胞重编程机制研究，发展更加安全高效的重编程干细胞诱导技术，发展谱系转化重编程技术，建立高效简捷的功能细胞诱导平台。

2. 干细胞定向分化及细胞转分化机制

建立干细胞大规模培养、向特定谱系定向分化和转分化获得特定功能细胞的技术体系；建立干细胞体外扩增和诱导分化的最佳细胞因子组合、最适培养系统及条件。

3. 干细胞资源库

针对中国人群，建立具有代表性的干细胞相关的样本库及疾病资源库；制定干细胞系的质量控制标准，包括对终端细胞产品检测规范和致瘤安全系数等技术性评价指标，细胞稳定性检测及产品均一性和毒性检测等指标；建立体外规模化、自动化扩增的成熟技术工艺和生产线。

4. 干细胞临床前评估

建立包括非人灵长类动物模型在内的人类疾病动物模型，并应用动物模型开展干细胞移植的安全性、有效性的长期评价。评价细胞永恒生长潜能的致癌风险，以及移植物在受者体内能否长期稳定植入，进行移植后的免疫排斥反应、移植相关的远期毒副作用、移植后细胞衰老及恶性转化的安全性检测方法和标准等的研究。

5. 干细胞转化与应用

研发干细胞治疗方法，获得能够调控干细胞增殖、分化和功能的关键技术，推动干细胞在神经、肝脏、血液、肾脏、生殖等领域的转化应用。建立针对重大疾病的干细胞技术和产品的质量控制标准和行业规范，使临床转化规范有序进行。完善国家干细胞转化医学中心与基地建设，建立干细胞转化平台。

6. 干细胞与相关学科的交叉研究

干细胞领域未来的发展趋势应是以能够替代、修复或再造人体各种组织细胞与器官的干细胞研究或再生医学研究为主线，建立多学科、多技术交叉合作的关键技术和资源平台，建立多个具有一定规模的高水平研究、生产和应用基地，形成我国干细胞与再生医学工程研究开发技术体系，并且研制具有自主知识产权的系列干细胞治疗产品。

7. 干细胞管理规范与标准

建立比较完善的干细胞及再生医学的法规和法律体系，技术规范和指导原则、伦理规范等方面配套完善，推动再生医学成果的转化，从而使我国干细胞及再生医学研发水平达到国际先进水平，某些领域达到国际领先水平。

8. 干细胞药物筛选平台

研究干细胞诱导分化的功能细胞，如心脏、肝脏和神经等是否具有有效筛选普遍毒性的能力；建立干细胞向肝细胞、心肌细胞和神经细胞分化的技术平台，建立药物筛选平台。

二、组织工程

1. 组织构建研究

重点进行工程化种子细胞系的建立、种子细胞的批量培养及组织工程化组织的大规模体外构建，个性化、能模拟体内环境的生物反应器的研发，干细胞形成组织的微环境、定向分化的调控机制及其最终的功能状态和结局的研究；明晰组织创伤病理过程和修复再生过程中的"细胞-微环境-组织"三个层面的时空调控程序和机制；iPS 细胞作为组织工程种子细胞的诱导分化及安全性评价；细胞体外培养与应力的关系等。重点开展组织工程膀胱、气管、食管、小肠等空腔脏器，以及结构和功能更为复杂的肝脏、肾脏、胰腺等实质脏器的研究。

2. 生物材料研究

重点进行组织工程材料体内机制的研究，阐释植入体内的材料对全身各个组织、器官的全面生理影响，降解材料产物在体内的吸收代谢过程，以及组织工程支架材料对细胞组织或器官基因调控及信息传递等的影响。进行不同生物材料的应用研究，发展各种生物梯度材料，对生物材料表面进行改性研究。改善和提高生物材料性能，重点发展纳米材料、缓释材料、生物相容性材料、仿肝素结构材料和表面生物化处理材料等；重点开展生物陶瓷和生物玻璃材料、透析材料、医用钛及钛合金和镍钛合金等材料表面生物相容性、力学相容性及表面修饰与处理方法研究。进行生物材料与组织细胞的增材制造 3D 打印研究。

3. 针对重大疾病的组织工程研究

针对心脏、血液、神经、肝、胰腺、肾开展诱导体系的优化。研究各个谱系细胞发育的分子调控网络，在此基础上广泛筛选稳定的化合物诱导因子，并建立更有效的诱导分化方案。关注促进各种细胞功能成熟的调控机制，了解相应器官的基质细胞如何构建合适的微环境并在功能细胞的分化和成熟过程中发挥作用。研究控制肝、胰腺和肾等重要器官三维结构形成的关键信号，不同细胞成分和基质成分对器官形成和发育的影响，组织工程材料在体外器官构建中的作用。利用干细胞体内外分化特性，结合智能生物材料、组织工程、胚胎工程，实现神经、肝脏、肾脏、生殖系统等组织和器官的再造。

三、基因治疗

1. 靶向性关键技术研究

重点开发基因的靶向导入和靶向表达调控关键技术，包括靶向的阳离子脂质体、阳离子多聚物研究，重组病毒载体的靶向性改造等关键技术研究，结合基因组定点编辑技术、CAR-T 技术，进一步提高基因治疗的疗效，降低毒副作用；加强基因治疗临床给药关键技术研究，特别是基因治疗的静脉、全身给药系统研究，推动肿瘤、心血管疾病基因治疗的临床试验应用步伐。

2. 中试生产关键技术研究

重点建立重组 AAV、重组疱疹病毒、重组痘病毒、重组质粒 DNA、阳离子脂质体等的中试生产工艺及相关的质量控制研究，推动相关产品的研发和产业化步伐。

3. 安全性评价

开展基因治疗产品临床前的安全性评价研究、安全药理学研究、药代动力学研究等，推动基因治疗产品的转化及临床应用。

4. 研发基地及临床转化平台的建设

建立 3～5 个国家级、大型、综合性的基因治疗产品研究、临床转化及人才培养基地，加快我国基因治疗的临床应用速度，增强我国基因治疗的国际竞争力。

5. 临床评价研究

重点推动 3～5 项已经进入 Ⅱ 期、Ⅲ 期临床试验的重点产品的临床试验研究，加快基因治疗成果的临床转化和产业化，预计在肝癌、头颈部肿瘤、缺血性心脏病等重大疾病的治疗领域取得重大突破。

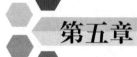

第五章
资助机制与政策建议

再生医学涵盖较广，涉及基础研究、材料应用、产业转化等多个领域，再生医学的发展不仅是科学问题，还覆盖产业技术、行业规范标准、产品审批监管与市场培育等多个方面。就目前情况来看，国家对再生医学的支持力度仍显不足，再生医学领域发展存在相关的政策法规滞后，资金投入力度较小，缺乏有效的风险投资机制，上、下游技术发展不协调，整个产业转化能力较差等多方面的问题。因而我国应该在全局的基础上进行整体布局，在再生医学的政策机制方面，不仅需要加强研究队伍建设和法规建设，创造激励创新的研究环境，还需要完善和健全产业链体系。

一、加强顶层战略设计，统筹再生医学发展

全球发达国家均将再生医学视为国家战略推动发展，我国在再生医学领域也处于全球领先地位。建议继续加强国家再生医学战略顶层设计与统筹协调，充分发挥国家干细胞研究指导协调委员会的作用，协调我国干细胞基础和应用研究工作，加强科技部、国家卫生和计划生育委员会、国家食品药品监督管理总局及国家各相关部委的沟通协同，系统研究并建立再生医学的政策与法规框架体系，面向国家重大战略需求和世界科学前沿，建立重大问题定期会商机制，促进系统性、原创性重大成果的产出。定期对我国再生医学机构与人员进行评估，追踪再生医学战略的国际进展。加强干细胞与再生医学的社会性科学普及工作。

二、建立多元研究资助机制，覆盖研发链条

再生医学研究创新周期较长，具有开发投入高、风险性大、产品开发周期较长等特点，因此需要鼓励和宽容创新，建立多元化的研究资助机制。以国家重大科研计划为先导，关注重大变革性创新研究，设立一批具备探索性和新奇性、可能导致重大突破或开创新的科学工程领域并伴有较大风险的项目。此外，关注早期研究，设立了小额探索性研究项目，面向一批处于未检验的早期阶段、具有潜在变革性的研究，若产生较高价值则进行延续资助。引导风险投资基金，鼓励和引导科研人员与市场相结合，直接参与市场竞争。以合资或科技入股的方式将高新技术研究成果推向市场，逐渐形成一批由科技人员参与或创办的高新技术新兴产业，有力地促进科研成果转化，加速再生医学相关产品的产业化。

三、健全法规标准体系，培育产品进入市场

在加强对于再生医学领域的监管的同时，需要加快对于有潜力治疗严重威胁人类生命和健康的疾病的药物的开发和评审。由于我国未及时出台有效的法规与严格的监管措施，再生医学产业前期处于无序的发展状态，也出现了各种各样的问题，如细胞制备水平存在差异、缺乏细胞质量检验标准、细胞临床应用缺乏有效依据与指导原则，造成治疗效果的参差不齐。我国在2013年已经推出了一系列监管政策征求意见稿，2015年发布了《干细胞临床研究管理办法（试行）》文件，未来还应对这一体系进行进一步的规范和细化，并建立起临床试验监管体系。建议国家各部委建立联动机制，健全法律、法规、规范三层法规框架，细化再生医学指南、规范、标准，增强法规政策对学科发展和产业运行的指导作用。理清国家食品药品监督管理总局与国家卫生和计划生育委员会的监管职责，为我国干细胞产业的更好发展提供良好的政策环境。加快再生医学产品的审批与评价，从而推动我国的再生医学产品创新进入市场。

四、推动产学研一体化，促进临床转化发展

疾病治疗与临床应用是再生医学发展的目标，因此临床应用是再生医学的发展核心。目前的研究模式仍是以基础研究为出发点，研究的主体为大学、研究所，建议以临床需求为根本驱动力，以多学科交叉合作为手段，全面和系统

地开展目标明确的基础和临床一体化研究，并充分挖掘已有的基础研究成果，建立临床研究体系和基础研究体系平台，理顺基础研究、干细胞库等生物资源库、临床转化医学中心、材料与交叉学科研发平台，推动再生医学产学研一体化发展。此外，由于多数研究单位和研究机构只有研发能力，而无营销、产业化能力，所以往往有些有较好市场前景的研究项目难以转化和产业化。所以，围绕再生医学创新链各环节之间、不同学科之间、大学与产业界之间的合作研究，以专项计划和研究联盟作为纽带，成立跨学科研究中心和技术平台，促进再生医学成果的转化和产业发展，从而有望在很大程度上解决基础研究与临床脱节、学科间缺乏交流合作等限制再生医学发展的瓶颈问题。

五、加快人才团队成长，带动前沿领域突破

我国已经形成了一支再生医学人才队伍，但世界一流科学家与领军人才仍较为缺乏。围绕我国再生医学科技创新需求，以解决重大疾病治疗为目标，我国亟须整合和组织优势学科领域人才团队形成合力，关注人才培养。以人才为牵引设立基金，加强对科技后备力量的培育，并促进国际一流成果的产出。以重大科研攻关项目为牵引，加快高层次、复合型科技人才的培养，努力培养和造就一批世界一流科学家、高水平的学科带头人与科技领军人才，营造开放、流动、竞争、协作的医疗研究氛围，带动医学科研队伍人才整体素质提高，为我国再生医学科技发展提供坚实的人才支撑，争取在干细胞前沿领域有新的突破。

六、促进国际合作交流，形成开放科研格局

我国再生医学虽然处于国际前沿地位，但是仍属于跟随地位。因此，我国需要加强同领先国家的科研与产业交流，继续推进再生医学国际科技交流合作，积极引导我国再生医学技术人才团队的成长与创新，吸纳优秀外国科学家和海外优秀华人学者以多种方式参与再生医学研究，构建开放的科研格局，引领全球干细胞、组织工程与基因治疗领域创新，并增强我国在国际再生医学领域的影响力。加强与科技领先国家的合作，鼓励和支持国内专家参加高水平的国际学术技术交流活动，争取在国际学术技术组织中承担工作任务、担任相应职务。构建不同形式的国际医学科技交流平台，通过全方位、多层次、宽领域的国际合作交流，强化知识产权保护，提升科技创新水平，增强我国科研的影响力。支持我国科学家参与国际合作和在国际组织中任职，鼓励提出国际合作计划。

参 考 文 献

曹谊林. 2008. 组织工程学. 北京：科学出版社.

刘大庆，司徒镇强. 2003. 基因治疗研究发展历程的回顾与启示. 医学与社会，3：25-27.

沈铭贤. 2004-08-17. 关于胚胎干细胞研究的伦理思考，光明日报.

中华人民共和国科学技术部. 国家"十二五"科学和技术发展规划. http：//www. most. gov. cn/kjgh/sewkjfzgh/.

中华人民共和国科学技术部. 国家中长期科学和技术发展规划纲要（2006—2020 年）. http：//www. most. gov. cn/kjgh/kjghzcq/.

Becker A J，McCulloch E A，Till J E. 1963. Cytological demonstration of the clonal nature of spleen colonies derived from transplanted mouse marrow cells. Nature，197（2）：452-454.

Berthiaume F，Maguire T J，Yarmush M L. 2011. Tissue engineering and regenerative medicine：history，progress，and challenges. Annual Review of Chemical and Biomolecular Engineering，2：403-430.

Chung Y G，Eum J H，Lee J E，et al. 2014. Human somatic cell nuclear transfer using adult cells. Cell Stem Cell，14（6）：777-780.

Cooper M. 2004. Regenerative medicine：stem cells and the science of monstrosity. Issues in Law and Medicine，30（1）：12-22.

Ellerströ M C，Strehl R，Hyllner J. 2013. Labeled stem cells as disease models and in drug discovery. Methods in Molecular Biology，997：239-251.

Evens M，Kaufman M. 1981. Establishment in culture of pluripotent cells from mouse embryon. Nature，292（1）：154-156.

Gonzalez-Cordero A，West E L，Pearson R A，et al. 2013. Photoreceptor precursors derived from three-dimensional embryonic stem cell cultures integrate and mature within adult degenerate retina. Nature Biotechnology，31（8）：741.

Hayashi K，Ogushi S，Kurimoto K，et al. 2012. Offspring from oocytes derived from in vitro primordial germ cell-like cells in mice. Science，338（11）：971-975.

Hou P，Li Y，Zhang X，et al. 2013. Pluripotent stem cells induced from mouse somatic cells by small-molecule compounds. Science，341（6146）：651-654.

Jiang W，Zhang D H，Bursac N，et al. 2013. WNT3 is a biomarker capable of predicting the definitive endoderm differentiation potential of hESCs. Stem Cell Reports，1（6）：46-

52.

Knoepfler P S. 2009. Deconstructing stem cell tumorigenicity: a roadmap to safe regenerative medicine. Stem Cells, 27 (5): 1050-1056.

Koehler K R, Mikosz A M, Molosh A I, et al. 2013. Generation of inner ear sensory epithelia from pluripotent stem cells in 3D culture. Nature, 500 (8): 217.

Li R, Liang J, Ni S, et al. 2010. A mesenchymal-to-epithelial transition initiates and is required for the nuclear reprogramming of mouse fibroblasts. Cell Stem Cell, 7 (1): 1-13.

Liu Y, Weick J P, Liu H S, et al. 2013. Medial ganglionic eminence-like cells derived from human embryonic stem cells correct learning and memory deficits. Nature Biotechnology, 31 (5): 440-447.

Li W, Shuai L, Wan H F, et al. 2012. Androgenetic haploid embryonic stem cells produce live transgenic mice. Nature, 490 (7420): 407-411.

Lu X Y, Goeke J, Sachs F, et al. 2013. SON connects the splicing-regulatory network with pluripotency in human embryonic stem cells. Nature Cell Biology (15): 1141-1145.

McCracken K W, Catá E M, Crawford C M, et al. 2014. Modelling human development and disease in pluripotent stem-cell-derived gastric organoids. Nature, 516 (7531): 400-404.

Nouspikel T. 2013. Genetic instability in human embryonic stemcells: prospects and caveats. Future Oncol, 9 (6): 867-877.

Otsuji T G, Bin J, Yoshimura A, et al. 2014. A 3D sphere culture system containing functional polymers for large-scale human pluripotent stem cell production. Stem Cell Reports, 2 (5): 734-745.

Rais Y, Zviran A, Gafni O, et al. 2013. Eterministic direct reprogramming of somatic cells to pluripotency. Nature, 502 (10): 65-70.

Schwartz S D, Regillo C D, Lam B L, et al. 2015. Human embryonic stem cell-derived retinal pigment epithelium in patients with age-related macular degeneration and Stargardt's macular dystrophy: follow-up of two open-label phase 1/2 studies. Lancet, 385 (2): 509-516.

Shyh-Chang N, Daley G Q, Cantley L C. 2013. Stem cell metabolism in tissue development and aging. Development, 140 (12): 2535-2547.

Tachibana M, Amato P, Sparman M, et al. 2013. Human embryonic stem cells derived by somatic cell nuclear transfer. Cell, 153 (6): 1228-1238.

Takahashi K, Yamanaka S. 2006. Induction of pluripotent stem cells from mouse embryonic and adult fibroblast cultures by defined factors. Cell, 126 (4): 663-676.

Thomson J A. 1998. Embryonic stem cell lines derived from human blastocysts. Science, 282 (3): 1145-1147.

Tong M, Lü Z, Liu L, et al. 2011. Mice generated from tetraploid complementation competent iPS cells show similar developmental features as those from ES cells but are prone to tumorigenesis. Cell Research，21（11）：1634-1637.

Wu D C，Boyd A S，Wood K J. 2007. Embryonic stem cell transplantation：potential applicability in cell replacement therapy and regenerative medicine. Front Biosci，12：4525-4535.

Ye B Q，Dai Z H，Liu B，et al. 2014. Pcid2 inactivates developmental genes in human and mouse embryonic stem cells to sustain their pluripotency by modulation of EID1 stability. Stem Cells，32（3）：623-635.

Yuan W P，Sipp D，Wang Z Z，et al. 2012. Stem cell science on the rise in China. Cell Stem Cell，10（1）：12-15.

Zhou F，Li X，Wang W，et al. 2016. Tracing haematopoietic stem cell formation at single-cell resolution. Nature，533（7604）：487-492.

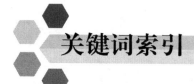

关键词索引